TENDINOPATÍAS

Síntomas y tratamiento

© Adolfo Pérez Agustí (2014-2020)

 edicionesmasters@gmail.com

Madrid (Spain)

Los tendones son bandas de tejido resistentes y flexibles que conectan los músculos con los huesos. Pueden ser pequeños, como las delicadas bandas de las manos, o grandes, como aquellos en forma de cuerdas que sujetan los músculos de la pantorrilla o del muslo. Se deslizan hacia adelante y hacia atrás a medida que nuestros músculos se contraen y nuestras articulaciones se flexionan. Para evitar rozaduras y mantenerlos en posición, los tendones están encerrados en cubiertas especiales (*vainas*) que están lubricadas. Cuando algo sale mal que impide que el tendón se mueva sin problemas, se produce dolor y rigidez. Estos problemas son comunes en los deportistas y trabajadores, pudiendo convertirse en un trastorno persistente si no se trata adecuadamente. En los últimos años la comprensión de la patología de la tendinopatía ha crecido y ahora sabemos, por ejemplo, que en realidad no es un proceso inflamatorio y que la carga juega un papel importante, así como los nervios periféricos. También sabemos que es importante determinar el lugar de la tendinopatía, ya que esto tendrá una gran influencia en cómo se soluciona.

CAPÍTULO 1

ANATOMÍA Y FASES

El tendón es el tejido que une un músculo a otras partes del cuerpo, por lo general los huesos. Se trata de tejidos conectivos (grupo de tejidos que mantienen la forma del cuerpo y sus órganos, y proporciona cohesión y apoyo interno), que poseen varios tipos de tejido fibroso compuesto por fibras elásticas muy reticuladas y pequeñas areolas con líquido que se encarga de transmitir la fuerza mecánica de los músculos de contracción a los huesos; el tendón está conectado firmemente a las fibras musculares en un extremo y a los componentes de la médula ósea en su otro extremo.

Su tejido fibroso denso formado principalmente por células en forma de huso llamadas fibrocitos y fibras colágenas (fibras de Sharpey), continúan en la matriz del hueso. El colágeno fibrilar está incrustado en una matriz extracelular, lo que da lugar a una estructura compleja.

Por eso la composición de un tendón es similar a la de los ligamentos y aponeurosis, la lámina plana o cinta de material que ancla un músculo para los movimientos musculares y que está compuesta por tejido conectivo que contiene fibroblastos (células fusiformes secretoras de colágeno) y haces de fibras colágenas debidamente ordenadas.

La gran resistencia a la tracción de los tendones, que es necesaria para soportar las tensiones generadas por la contracción muscular, es posible gracias a la gran cantidad de fibras de colágeno, que son notablemente resistentes y fuertes.

En la mayoría de los casos, se desconoce la causa de la tendinitis, aunque frecuentemente se debe a:

Uso excesivo: un movimiento corporal particular se repite con demasiada frecuencia.

Sobrecarga: el nivel de una determinada actividad, como el levantamiento de pesas, puede sobrecargar el tendón aunque el músculo involucrado sea capaz de mover el objeto.

Diagnóstico diferencial

La mayoría de los expertos ahora usan el término tendinopatía para incluir tanto la inflamación como las microlesiones. Sin embargo, algunos médicos pueden seguir utilizando el término tendinitis por costumbre.

Aunque la tendinopatía puede desarrollarse en muchas partes diferentes del cuerpo, hay dos condiciones que pueden ocurrir juntas:

1. Tendinitis: En realidad, esto significa "inflamación del tendón", pero la inflamación no suele ser la causa del dolor en los tendones. Puede existir irritación o desgarro.
2. Tendinosis, pequeños desgarros en el tejido conectivo en o alrededor del tendón.

3. Si el problema está en el revestimiento de la vaina del tendón, se llama tenosinovitis .

Fases

1- Tendinopatía reactiva

2- Tendinopatía degenerativa

La **tendinopatía reactiva** se desarrolla cuando el tendón debe responder a un rápido aumento en la carga. Para los deportistas esto a menudo significa un gran aumento en el kilometraje o en las horas de entrenamiento. También puede darse por un trauma directo al tendón.

Se pensó que esta reacción implicaba la inflamación, pero ahora entendemos que este no es el caso. El tendón puede hincharse, pero esto es debido al movimiento del agua en la matriz del tendón y no a productos inflamatorios. Una característica clave de un tendón reactivo es que estructuralmente se mantiene intacto y no hay un cambio mínimo en la integridad del colágeno. A corto plazo, la adaptación a la sobrecarga reduce el estrés y aumenta la rigidez.

La lesión suele ser la etapa que seguiría a la tendinopatía reactiva si el tendón continúa siendo cargado en exceso. Es similar a la etapa reactiva, pero la estructura del tendón comienza a cambiar con mayor degradación de la matriz. Puede haber un aumento de la vascularización y crecimiento hacia el interior neuronal.

La **tendinopatía degenerativa** es más común en el atleta mayor y representa una respuesta del tendón a la sobrecarga crónica. Hay varios cambios en la estructura del tendón por lo que es menos eficiente de tratar. El colágeno se desorganiza y hay rotura de la matriz que lleva a cabo nuevos aumentos de la vascularización y el crecimiento interno neuronal. El tendón puede aparecer engrosado y nodular, pero no hay riesgo de ruptura del tendón con la degeneración avanzada.

Diagnóstico

La descripción de sus síntomas es una parte importante del diagnóstico de tendinitis. Es importante un examen físico. Durante el mismo, el médico buscará sensibilidad, hinchazón, enrojecimiento, debilidad muscular y movimiento limitado cerca del tendón dolorido. Es posible que le pida que se mueva de determinadas formas, como levantar el brazo por encima de la cabeza o doblar la muñeca.

Estos movimientos pueden doler, pero son muy importantes para ayudar a determinar qué tendón está afectado. En la mayoría de los casos, se puede hacer un diagnóstico basado en sus respuestas a las preguntas de su médico y un examen físico.

Algunas personas necesitan análisis de sangre para buscar otras causas de inflamación alrededor de las articulaciones, como gota o artritis reumatoide. También se pueden tomar radiografías para confirmar que no hay fractura, dislocación o enfermedad ósea. En personas con tendinitis de Aquiles o tendinitis del manguito rotador, la ecografía o la resonancia magnética pueden ayudar a evaluar la extensión del daño del tendón.

Síntomas

La tendinitis generalmente causa dolor en los tejidos y los nervios que rodean una articulación, especialmente después de que la articulación se usa demasiado durante el juego o el trabajo. En algunos casos, la articulación puede sentirse débil y el área puede estar enrojecida, hinchada y caliente al tacto.

Los síntomas dependen del tendón afectado:

Tendinitis del manguito rotador:

Generalmente dolor sordo y doloroso en el hombro que no puede vincularse a un solo lugar. El dolor a menudo se extiende a la parte superior del brazo hacia el pecho y puede empeorar por la noche e interferir con el sueño.

Codo de tenista:

Dolor en la parte externa del codo. A veces, el dolor se extiende hasta el antebrazo y la muñeca.

Codo de golfista:

Dolor en la parte interna del codo.

Rodilla del saltador:

Dolor debajo de la rótula, pero a veces por encima.

Enfermedad de De Quervain:

Dolor en la parte posterior de la muñeca, cerca de la base del pulgar.

Tendinitis de Aquiles:

Dolor en la parte posterior del talón o de 2 a 4 pulgadas por encima del talón.

CAPÍTULO 2

TENDINOPATÍAS COMUNES

Los trastornos de los tendones son condiciones médicas que ocasionan que no funcionen con normalidad. Estos trastornos se presentan en dos tipos de tendones: tendones sin vainas y tendones con vainas. La tendinitis es un trastorno de los tendones sin vainas y la tenosinovitis es un trastorno de los tendones con vainas.

Tendinitis

Tradicionalmente, la tendinitis es el término utilizado para describir una inflamación de los tendones. Con actividades repetitivas o prolongadas, esfuerzos excesivos, posturas incómodas y estáticas, vibración y tensión mecánica localizada, las fibras de los tendones pueden separarse de la misma forma en que una cuerda se deshilacha.

Estos cambios del tendón desencadenan una respuesta inflamatoria como respuesta localizada. Con el tiempo, los tendones inflamados se vuelven más gruesos, rugosos e irregulares. Sin descanso y tiempo para el tejido para sanar, se debilitan de forma permanente.

Sin embargo, recientemente, los trastornos de los tendones se ha encontrado que podría ser el resultado de una interacción compleja entre las respuestas inflamatorias y la degeneración del tendón. Los tendones examinados durante la cirugía con frecuencia muestran daño sin que el tendón se inflame. Por otro lado, otros estudios muestran que la inflamación es un signo temprano de los trastornos de los tendones.

Por lo tanto, debido a que el término "tendinitis" implica inflamación, este término es ahora rara vez utilizado. "La tendinopatía" o "tendinosis" es el término preferido para describir el dolor crónico asociado con un tendón sintomático.

Tenosinovitis

La tenosinovitis es una inflamación de la vaina del tendón. Las paredes interiores de la vaina producen un fluido resbaladizo, llamado líquido sinovial, que lubrica el tendón. Con actividades repetitivas o prolongadas, esfuerzos excesivos, posturas incómodas y estáticas, vibraciones, y esfuerzo mecánico localizado, el sistema de lubricación puede funcionar mal.

Puede que no produzca suficiente líquido, o puede producir un fluido con cualidades lubricantes pobres. Esto conduce a la inflamación y la hinchazón de la vaina del tendón. Los episodios repetidos de tejido fibroso causan la inflamación y se espese la vaina del tendón y dificulte el movimiento del tendón.

Localización del daño

Los sitios más comunes de trastornos de los tendones son:

Hombro

> Tendinopatía del bíceps -trastorno del tendón de bíceps.

> Tendinopatía del manguito rotador -desorden de los tendones que rotan en el húmero y ayudan a levantar el brazo.

Codo

> La epicondilitis lateral o codo de tenista - inflamación del tendón que conecta algunos músculos del antebrazo en el lado del húmero, justo por encima del codo.

Mano y muñeca

> Tendinopatía flexor -desorden de los tendones en la cara palmar de la muñeca y la mano.

> Tendinopatía extensor -desorden de los tendones en el dorso de la mano y la muñeca.

> Tenosinovitis flexor -inflamación de las vainas de los tendones en la cara palmar de la muñeca y la mano.

> Tenosinovitis extensor -inflamación de los tendones en el dorso de la mano y la muñeca.

Enfermedad de Quervain

Inflamación de las vainas de los tendones en la base del pulgar.

Contractura de Dupuytren

En esta condición, los tejidos (fascia) debajo de la piel en la palma de la mano se espesan y se acortan lo suficiente para que los tendones conectados a los dedos no puedan moverse libremente, lo que conduce a una degeneración no inflamatoria de los tendones de la palma en la mano.

Tendinopatía de hombro

Los trastornos de los tendones más comunes del hombro son la tendinitis bicipital y la tendinopatía del manguito rotador. La tendinopatía del bíceps puede ser causada por la inflamación del tendón alrededor del músculo bíceps, o por la degeneración del tendón por el movimiento repetitivo encima de la cabeza o el proceso normal de envejecimiento. La tendinopatía del manguito rotador también se conoce como tendinitis del supraespinoso, bursitis subdeltoidea, bursitis subacromial o desgarro parcial del manguito rotador.

El manguito rotador implica el tendón del músculo supraespinoso, que se inserta en la parte superior del hueso del brazo en la articulación del hombro. La lesión generalmente ocurre generalmente en un movimiento que requiere que el brazo se eleve repetidamente o súbitamente. Las personas en riesgo incluyen carpinteros, pintores, soldadores, nadadores, tenistas y jugadores de béisbol.

Los trastornos de los tendones del hombro se ven entre los trabajadores expuestos a movimientos repetitivos que requieren un uso significativo de la fuerza. También quedan afectados los trabajadores que realizan trabajos que requieren posturas incómodas tales como trabajos en altura, elevación del brazo y posturas específicas en relación con el grado de flexión del brazo y elevación del brazo.

Tendinopatía del codo

La tendinopatía del codo también conocida como codo de tenista o epicondilitis lateral, está asociada a los trabajos que requieren movimientos repetitivos o contundentes de los dedos, la muñeca y el antebrazo. Los movimientos particulares asociados con el desarrollo de la tendinopatía del codo incluyen la rotación simultánea del antebrazo y la flexión de la muñeca; el agarre de objetos con movimiento hacia el interior o hacia fuera del antebrazo, y los movimientos desiguales.

La epicondilitis lateral causa dolor en el lado externo de la articulación del codo y suele afectar entre el 40% y el 50% de todos los atletas adultos que practican deportes de raqueta. También puede ser causada por cualquier actividad que tuerza y flexione repetidamente la muñeca, como arrancar las malas hierbas, usar un destornillador o incluso llevar un maletín.

La epicondilitis medial (codo de golfista) causa dolor en la parte interna del codo y suele darse cuando el movimiento del codo sea repetido, como trabajos de construcción, y algunos deportes que implican balancear el cuerpo, como un palo de golf o lanzar una pelota de béisbol.

Mano y muñeca con tendinopatía

La tendinopatía de la mano y la muñeca incluye una variedad de diagnósticos tales como tenosinovitis, tendinitis, la enfermedad de De Quervain y la contractura de Dupuytren.

La enfermedad De Quervain, es una afección que causa dolor en la parte posterior de la muñeca en la base del pulgar. Aunque generalmente ocurre en personas que agarran o pellizcan repetidamente con el pulgar, a veces se desarrolla durante el embarazo o sin razón conocida.

Los trabajos de alto riesgo y las actividades asociadas a la tendinitis de mano y muñeca incluyen trabajos en líneas de montaje, procesamiento de carne, fabricación, tejer, escribir y tocar el piano o la guitarra.

Existe alguna evidencia de que los trabajadores expuestos a factores de gran fuerza y altas tasas de repetición, tienen un mayor riesgo para la mano y la muñeca. Los excesivos mensajes de texto en teléfonos móviles pueden ser un factor de riesgo potencial para la enfermedad de De Quervain por el uso excesivo de los pulgares.

Síntomas generales

> La tendinopatía generalmente causa dolor, rigidez y pérdida de fuerza en la zona afectada y el dolor puede empeorar cuando se utiliza el tendón.

> Suele haber más dolor y rigidez durante la noche o cuando se levanta por la mañana.

El área puede estar sensible, enrojecida, caliente o hinchada si hay inflamación.

Se puede notar un sonido crujiente o sensación extraña al utilizar el tendón.

Los síntomas de una lesión en el tendón pueden ser muy parecidos a los causados por la bursitis.

La presentación clínica de los trastornos de los tendones se caracteriza por la presencia de dolor en el sitio de la lesión. Los hallazgos físicos específicos en el examen incluyen alta sensibilidad cuando el área sobre el tendón afectado se toca y puede estar asociada con hinchazón, enrojecimiento y restricción de movimientos.

Diagnóstico

Para diagnosticar una lesión en el tendón, el médico o el fisioterapeuta harán preguntas sobre el historial de salud, síntomas y régimen de ejercicio, así como un examen físico posterior para confirmar el diagnóstico.

Si los síntomas son graves o que no mejoran con el tratamiento, se pueden solicitar pruebas diagnósticas específicas, por ejemplo, una ecografía o una resonancia magnética.

Tratamiento general

El tratamiento de los trastornos de los tendones es de naturaleza conservadora y rara vez requiere cirugía.

Las intervenciones en el lugar de trabajo son esenciales para promover un tratamiento eficaz.

En la mayoría de los casos, se puede comenzar el tratamiento de una lesión en el tendón en casa y para obtener los mejores resultados, comenzar con estos pasos de inmediato:

Descansar el área del dolor, y evitar cualquier actividad que empeore el dolor.

Aplicar hielo o compresas frías durante 20 minutos, 2 veces al día durante las primeras 72 horas. Seguir usando hielo, siempre y cuando esto alivie.

Hacer ejercicios suaves de movimiento y de estiramiento para evitar la rigidez.

Hacer movimientos biomecánicos evaluados por un fisioterapeuta deportivo o podólogo.

Emprender pautas para fortalecer el tendón.

La persistencia de las lesiones del tendón se trata mejor por un fisioterapeuta deportivo. Los investigadores han encontrado que las lesiones tendinosas responden de manera diferente a las lesiones musculares y puede llevar meses resolverlas o incluso dejar definitivamente el tendón vulnerable a las roturas, con lo que se requeriría cirugía.

Hay dos aspectos importantes:

Asegúrese de tener un diagnóstico preciso.

Asegúrese de que su rehabilitación está dirigida adecuadamente.

Evitar las actividades que causaron o agravaron la enfermedad, será necesario para que la enfermedad sea persistente o recurrente. El uso de fármacos antiinflamatorios no esteroideos (AINEs) suele ser eficaz para aliviar el dolor. También se utiliza la aplicación de hielo o calor, masaje de fricción, estiramiento y ejercicios de fortalecimiento, percusión transcutánea (a través de la piel), estimulación nerviosa eléctrica (TENS), ecografía y iontoforesis. La iontoforesis es un método de entrega de ciertos fármacos solubles en agua a través de la piel a zonas de tejido localizadas mediante la aplicación de una pequeña corriente eléctrica a una solución de la droga. Sin embargo, la eficacia de algunos de estos métodos no ha sido evaluada completamente.

Otros tratamientos incluyen terapia física, escleropatía, óxido nítrico, e inyecciones de corticosteroides. La terapia de ondas de choque extracorpórea (ESWT) se ha utilizado para el tratamiento de varios tendinopatías crónicas como el manguito de los rotadores, extensor, tendón de Aquiles, y la tendinopatía rotuliana, con resultados mixtos. Estos métodos de tratamiento son actualmente objeto de investigación y la aprobación sólo ha sido concedida por la Administración de Alimentos y Medicamentos de los Estados Unidos para el tratamiento de la fascitis plantar y el codo de tenista.

Prevención

Los trastornos de los tendones se han asociado con actividades repetitivas o prolongadas, esfuerzos excesivos, posturas incómodas y estáticas, vibración y tensión mecánica localizada. La prevención de los trastornos de los tendones debe incluir la identificación y reparación de estos factores de riesgo

Un buen diseño de las prácticas de trabajo y el equipo deberá tender a reducir los movimientos repetitivos, las posturas forzadas y la postura estática (períodos largos en una posición). El diseño de trabajo también debe apuntar a reducir al mínimo los ejercicios forzados, asegurándose el descanso y que las pausas de trabajo se utilicen correctamente.

La prevención de los trastornos de los tendones también debe incluir la formación y la educación. Para tener éxito con un programa de formación y educación esta debe ser organizada, consistente y continua. Todo el mundo en el trabajo, incluidos los trabajadores, gerentes, representantes de salud y seguridad, y así sucesivamente, deben involucrarse activamente.

CAPÍTULO 3

PATOLOGÍAS EN EL TENDÓN DE AQUILES

Los músculos de la pantorrilla finalizan en el tendón de Aquiles. Este es el tendón prominente en la parte posterior del talón, que se inserta en el hueso del talón.

Estos músculos son los responsables de acciones como la que enderezan los dedos de los pies y nos mantiene de puntillas. Están involucrados en gran medida en actividades repetitivas como caminar, correr, saltar y aeróbic.

Tendinitis de Aquiles.

Esta forma de tendinitis afecta el tendón de Aquiles, el tendón grande en forma de cuerda unido al hueso del talón en la parte posterior del pie. Generalmente es causada por el uso excesivo, especialmente en deportes que requieren correr o saltos repetidos, y representa el 15% de todas las lesiones por correr. También aparece relacionada con una técnica de carrera defectuosa o con zapatos cuya parte posterior se clava en el tendón de Aquiles por encima del talón. A veces, la tendinitis de Aquiles es causada por una enfermedad inflamatoria, como espondilitis.

Rotura del tendón de Aquiles

El tendón de Aquiles puede crecer débil y delgado con la edad y la falta de uso, volviéndose propenso a la lesión o ruptura. Ciertas enfermedades (como la artritis y la diabetes) y medicamentos (como los corticosteroides y algunos antibióticos) también pueden aumentar el riesgo de ruptura.

La rotura del tendón de Aquiles se produce con mayor frecuencia en el atleta varón de mediana edad (el deportista de fin de semana, que está participando en un juego de fútbol o baloncesto, por ejemplo). La lesión a menudo se produce durante los deportes recreativos que impliquen saltar, rebotar o correr. La mayoría de las veces se trata de tenis, squash, baloncesto y fútbol.

La lesión puede ocurrir en las siguientes situaciones:

> Realizar un push-off contundente con el pie mientras la rodilla se endereza por los poderosos músculos de los muslos. Un ejemplo podría estar al comenzar una carrera a pie o saltar.

> Tropezar de repente y caer, y el pie se ve queda torcido para amortiguar la caída, ocasionando fuerza y estiramiento sobre el tendón.

> Caída desde una altura considerable.

Tratamiento

El peor escenario para una rotura total del tendón es cuando no podemos reincorporarnos. En este caso, se pierde la función de la pantorrilla y el pie.

El tratamiento de una rotura del tendón de Aquiles por lo general requiere cirugía, yeso o una bota para caminar durante varios meses. La mayoría de estas lesiones tardan de tres a seis meses o más para rehabilitarse adecuadamente.

El mejor consejo es pedir consejo a su fisioterapeuta, médico o cirujano ortopédico.

Un tendón de Aquiles parcialmente roto puede o no requerir cirugía.

Si tiene suerte, puede evitar la cirugía, pero requiere una bota para caminar, o similar, con un programa de rehabilitación gradual para fortalecer el tendón lesionado y prevenir una lesión mayor.

El tratamiento puede variar en función de los objetivos de evaluación y rehabilitación individuales.

Tendinitis del talón de Aquiles

La tendinitis de Aquiles es un término que comúnmente se refiere a una inflamación del tendón de Aquiles o de su recubrimiento. Es una lesión por sobreuso que es común especialmente en los corredores y saltadores, debido a la acción repetitiva, aunque puede ocurrir en otras actividades que requiere la misma acción repetitiva.

Causas

Una lesión en el tendón puede ocurrir de repente o poco a poco y hay más probabilidades de tener una lesión repentina si el tendón se ha debilitado con el tiempo, como por ejemplo:

El sobre-entrenamiento o el uso desacostumbrado.

Cambio repentino en la superficie de entrenamiento; por ejemplo, hierba o asfalto.

Pies planos (sobre-pronación)

Arco del pie muy alto, apretando el tendón de Aquiles.

Dedos del pie deformados por el uso constantemente de tacones altos.

Calzado con mal apoyo.

Correr colina abajo.

Fuerza excéntrica pobre.

Síntomas

La tendinitis de Aquiles se puede sentir como un dolor quemante en el inicio de la actividad, y luego empeora al finalizar. El tendón puede sentirse primero tenso en la mañana o al comienzo del ejercicio.

La tendinitis de Aquiles suele causar dolor, rigidez y pérdida de fuerza en la zona afectada.

El dolor puede empeorar cuando se utiliza.

Se puede sentir más dolor y rigidez durante la noche o al levantarse por la mañana.

El área puede estar sensible, enrojecida, caliente o hinchada si hay inflamación.

Se puede notar un sonido crujiente o sensación extraña al utilizar el tendón.

Diagnóstico

Por lo general un fisioterapeuta o médico deportivo puede confirmar el diagnóstico de la tendinitis de Aquiles en la clínica, basándose en la historia, el comportamiento de los síntomas y las pruebas clínicas.

Los tendones de Aquiles tendrán a menudo un bulto doloroso y destacado dentro del tendón.

Rehabilitación

Reducción del dolor y terapia antiinflamatoria.

Al igual que con la mayoría de las lesiones de tejidos blandos el tratamiento inicial puede consistir en: Reposo, hielo, compresión y elevación.

En la primera fase que hay incapacidad para caminar sin cojear, el tendón de Aquiles necesita un poco de descanso para aliviar las zonas que soportan peso. Puede que haya que emplear pesas, utilizar muletas, o botas de tacón especiales para aliviar temporalmente la parte de la presión.

El hielo es una modalidad sencilla y eficaz para reducir el dolor y la hinchazón. Aplique durante 20-30 minutos cada 2 ó 4 horas durante la fase inicial o cuando se note que la lesión está tibia o caliente.

La medicación antiinflamatoria (si es tolerada) y sustancias naturales, pueden ayudar a reducir el dolor y la hinchazón. Sin embargo, lo mejor es evitar los fármacos anti-inflamatorios durante las primeras 48 a 72 horas porque se puede fomentar el sangrado adicional. La mayoría de las personas pueden tolerar el paracetamol para el dolor.

Recuperar el rango completo de movimiento, y una vez formada la cicatriz madura en un plazo de por lo menos seis semanas. Durante este período de tiempo, hay que evitar una cicatriz mal formada que se desgarre en el futuro.

Es importante alargar y orientar el tejido de la cicatriz de curación por medio de masajes, estiramientos musculares, movilizaciones neurodinámicas y ejercicios excéntricos. Las señales de que se ha logrado la extensibilidad completa del tejido blando incluyen ser capaz de caminar sin cojear y de realizar estiramientos del tendón de Aquiles hasta su final.

Restaurar la fuerza muscular excéntrica

Los músculos de la pantorrilla trabajan en dos direcciones, hacia arriba (concéntrica) y hacia abajo (excéntrica). La mayoría de las lesiones de Aquiles se producen durante el alargamiento controlado de fase excéntrica.

Restaurar la fuerza muscular concéntrica

La fuerza de la pantorrilla debe desarrollarse gradualmente haciendo soportar peso parcial y luego total y ejercicios de resistencia con cargas. También puede requerir el fortalecimiento de la otra pierna, los glúteos y músculos de la base inferior.

Normalizar la Biomecánica

En algunos casos es posible que se necesite un pie ortopédico (relleno del zapato) o realizar un programa de Postura de Estabilización Activa.

Restaurar la velocidad, potencia y agilidad

La mayoría de las lesiones del tendón de Aquiles se producen durante las actividades de alta velocidad, que ponen enormes fuerzas en el cuerpo (contráctil y no contráctil). Con el fin de evitar que se repita al regresar al deporte, hay que efectuar ejercicios para hacer frente a estos importantes componentes de la rehabilitación, tanto para prevenir una recurrencia como para mejorar su rendimiento deportivo.

No hay plazo específico para el progreso de cada etapa y depende de muchos factores: la gravedad de la lesión, el cumplimiento del tratamiento y la carga de trabajo que se necesite éxito.

El peor de los casos es una ruptura total del tendón de Aquiles. El tratamiento en este caso, por lo general requiere cirugía, yeso o una bota para caminar durante al menos seis semanas. La mayoría de estas lesiones necesitan seis meses o más para la rehabilitación adecuada.

CAPÍTULO 4

OTRAS PATOLOGÍAS COMUNES

Tendinitis del abductor

Una fuente común de dolor en la ingle es la tendinitis de los aductores.

Hay cinco músculos aductores de la cadera: pectíneo, aductor corto y aductor largo que van desde la pelvis al hueso del muslo, y el recto interno y el aductor magnus que van desde la pelvis hasta la rodilla.

La principal función de estos músculos aductores es elevar las piernas juntas. También se utilizan mucho en carreras de velocidad, jugar al fútbol, montar a caballo y salto de vallas.

Las lesiones de los tendones son comunes y pueden ocurrir por el uso excesivo o como resultado de una lesión previa, como una lesión en la ingle y, a menudo dar lugar a dolor en la ingle.

Síntomas

El dolor en la ingle en la parte superior de los músculos aductores se puede irradiar hacia la pierna.

Dolor a la flexión de la cadera.

Dolor en un punto específico en el hueso de la ingle.

Dolor al presionar las piernas juntas cuando se opone resistencia.

Dificultades en el funcionamiento al correr.

Tratamiento

La prevención consiste en asegurar que los músculos sean fuertes y flexibles mediante el fortalecimiento y ejercicios de estiramiento.

La regla de oro es: no haga nada que reproduzca el dolor durante los dos o tres primeros días. Después de eso, es necesario lograr que se mueva o se desarrollarán otros problemas.

Tendinitis del bíceps

El bíceps braquial tiene dos cabezas: corta y larga. La cabeza larga pasa por encima de la cabeza del húmero y se adhiere a la parte superior de la cuenca del hombro, actuando como un estabilizador de la articulación del hombro a través de la depresión de la cabeza humeral. El tendón del bíceps se desplaza a través de la corredera bicipital en la parte delantera de la bola del hombro, que es donde mayormente se produce la inflamación, por lo general relacionada con la fricción. Si la inflamación es la causa, el diagnóstico será tendinitis o tenosinovitis.

Causas

Tendinopatía del bíceps es causada por el uso excesivo, atrapamiento del tendón, inestabilidad de la articulación del hombro o traumatismo. Por lo tanto, coexiste con otras patologías del hombro, incluyendo el síndrome de pinzamiento del manguito rotador, desgarros del manguito de los rotadores, desgarros del labrum, lesiones SLAP y la inestabilidad del hombro. Es común en los deportes que implican lanzar, nadadores, gimnastas y algunos deportes de contacto. Las profesiones que involucran el trabajo hombro y cabeza o levantar objetos pesados, son factores de riesgo.

Síntomas

Dolor en la región del hombro anterior situada sobre la corredera bicipital, ocasionalmente se irradia hasta el codo.

Actividades generales usualmente reproducen el dolor, especialmente aquellas posiciones que combinan abducción y rotación externa, por ejemplo lanzar.

El dolor es a menudo agravado por la flexión del hombro, supinación del antebrazo, y / o la flexión del codo.

Algunos pacientes describen debilidad muscular y clic o chasquido con los movimientos del hombro.

Tratamiento

Los síntomas se alivian con el reposo y el hielo. El tratamiento se basa en abordar la causa de la tendinopatía, ya que esta lesión no suele ser aislada.

Debido a la naturaleza inflamatoria, puede responder a los medicamentos anti-inflamatorios no esteroideos (AINE) o inyecciones de cortisona.

La tendinosis del bíceps (degeneración no inflamada), es poco probable que responda a los AINE o las inyecciones de cortisona. De hecho, en realidad puede ser perjudicial y retrasar la curación. Se requieren ejercicios de fortalecimiento de los tendones.

Si hay rotura de tendón del bíceps (secundaria a degeneración o desgarro), se recomienda la derivación a un cirujano ortopédico, especialmente si la ruptura es reciente.

En la primera fase lo más probable es que no se pueda levantar completamente el brazo o dormir cómodamente, así que el primer objetivo es ofrecerle un descanso activo a partir de posturas y movimientos que no provoquen dolor. Esto significa que hay que dejar de hacer el movimiento o la actividad que provocó el dolor de hombro en primer lugar y evitar hacer cualquier cosa que cause dolor en el hombro.

Es posible que tenga que tener el hombro sujeto para proporcionar alivio del dolor y en algunos casos puede ser necesario dormir relativamente vertical o con el apoyo de almohadas.

El hielo es una modalidad sencilla y eficaz para reducir el dolor y la hinchazón. Aplíquelo durante 20-30 minutos cada 2 ó 4 horas durante la fase inicial o cuando se note que la lesión está tibia o caliente.

El fisioterapeuta utilizará una serie de técnicas para aliviar el dolor, incluyendo movilizaciones conjuntas, el masaje, la acupuntura o la punción seca para ayudar durante esta fase. También evaluará su fuerza muscular y la flexibilidad de las articulaciones y prescribirá ejercicios o recomendará el masaje para alcanzar el rango normal de movimiento.

Los ejercicios pueden incluir: fortalecimiento del bíceps y del manguito rotador.

Estabilización escapular. En los casos graves, la estabilización quirúrgica puede ser necesaria para corregir la inestabilidad pasiva o una dislocación anterior.

En general, las versiones inflamatorias (tendinitis y tenosinovitis) responderán más rápido que la tendinosis degenerativa, que cuenta ya con la muerte celular tendón. Es importante la rehabilitación de estas lesiones en el tendón, ya que puede estar propenso a romperse en el futuro.

Síndrome del túnel carpiano

El síndrome del túnel carpiano es un trastorno doloroso de la mano, causado por la presión sobre el nervio mediano a su paso por el túnel carpiano de la muñeca. El túnel carpiano protege estructuras vitales como el nervio mediano, vasos sanguíneos y tendones a medida que pasan desde y hacia la mano. La palma de la muñeca tiene una banda de ligamentos fuertes (retináculo flexor) que se conectan al carpo (muñeca) y a los huesos de cada lado. La parte trasera del túnel es una compilación curvada de los huesos de la muñeca.

Causas

Cualquier cosa que cause inflamación en el interior de la muñeca puede causar el síndrome del túnel carpiano, incluyendo los movimientos repetitivos de la mano, el embarazo y la artritis.

Con frecuencia, el nervio mediano se comprime en otros lugares a lo largo de su camino -no en el túnel carpiano- y replica síntomas del túnel carpiano. La mayoría de las veces se produce la compresión en el cuello, pero puede ocurrir en cualquier lugar a lo largo del recorrido del nervio, ya que viaja a su lado.

Los nervios sanos tienen un suministro de fluido llamado líquido axoplásmico, que proporciona los nutrientes al nervio. Normalmente, una presión de aproximadamente 70 mmHg propulsa este líquido lentamente a lo largo de la longitud del nervio. Sin embargo, si el nervio se aplasta ligeramente (por ejemplo, por un disco o abultamiento), se interrumpe el flujo de este fluido. El nervio carecerá de nutrientes y puede experimentar síntomas del túnel carpiano.

El aumento de presión del túnel carpiano se produce cuando:

> El espacio del túnel se reduce, por ejemplo, después de una lesión traumática, subluxación parcial de los huesos o fracturas o tenosinovitis del carpo.

> Cuando el contenido del túnel (nervio mediano, vasos sanguíneos y tendones) se agranda.

Ambas situaciones aumentan la presión sobre el nervio, dando lugar a los síntomas.

Los nervios deben viajar libremente a lo largo de sus rutas entre la columna vertebral y los dedos y cualquier interferencia de su movilidad podría causar síntomas, por ejemplo, el tejido cicatricial, los músculos tensos.

Los desequilibrios hormonales pueden causar hinchazón de las manos y los pies, como lo demuestra la prevalencia de la enfermedad en mujeres de mediana edad o embarazadas.

Empleos asociados con la flexión repetitiva de la muñeca y las actividades de extensión, herramientas vibratorias y de agarre, tienen una alta incidencia de síndrome del túnel carpiano.

Síntomas

Los síntomas incluyen entumecimiento, hormigueo y dolor (especialmente por la noche) y comienzan cuando la presión en el interior del túnel es demasiado alta. Esto se traduce en que el nervio mediano queda comprimido a medida que pasa a través del pequeño túnel.

Los síntomas pueden provenir de otro lugar a lo largo del nervio mediano. Esta fuente es frecuentemente pasada por alto, y se podía evitar la cirugía. La columna cervical inferior especialmente C6, C7, C8 y T1 deben ser examinadas a fondo por un fisioterapeuta.

Generalmente se experimentan los siguientes síntomas en la mano o los dedos:

Dolor en la mano o dolor

Hormigueo

Entumecimiento por la noche por flexión de la muñeca

Ardor

Debilidad o calambres

Hinchazón percibida.

Los síntomas suelen empeorar por la noche y con el tiempo se puede desarrollar atrofia muscular de la eminencia tenar (pulgar) y pérdida de la función de la mano o torpeza. Sacudiendo la muñeca se pueden aliviar los síntomas transitoriamente.

Pruebas

Se utilizan diversas pruebas, como la prueba de Phalen, la prueba de Tinel o la flexión de la muñeca. También es importante examinar a fondo la parte inferior del cuello y las articulaciones de la espalda superior, además de la movilidad del tejido nervioso.

Hay que cuantificar si los impulsos eléctricos nerviosos se ralentizan por la compresión dentro del túnel carpiano o más arriba en el brazo.

El ultrasonido puede revelar agrandamiento del nervio mediano, la radiografía puede identificar la coexistencia de patologías y normalmente no se requiere una tomografía computarizada.

Tratamiento

Es importante tener conocimiento sobre cuáles son los síntomas y qué actividades potencialmente causan el síndrome del túnel carpiano.

Una tablilla o férula de la muñeca durante la noche es beneficiosa para eliminar la flexión de la muñeca y los síntomas.

La fisioterapia es beneficiosa para la mayoría de los enfermos, especialmente en casos leves o moderados. Hay que hacer movilización de los huesos del carpo y del retináculo flexor, así como estiramiento para abrir el túnel carpiano. También ejercicios de deslizamiento del tendón para asegurar el movimiento completo del nervio sin restricciones disponibles. Hay que extender los tejidos blandos, corregir cualquier síndrome de doble aplastamiento, mejorar la abducción del pulgar y el fortalecimiento del antebrazo en fases posteriores.

La terapia de ultrasonido se ha demostrado que ayuda, lo mismo que la acupuntura para disminuir el dolor del túnel carpiano. El masaje dirigido ayuda a la fuerza de agarre en los enfermos, el Yoga se centra en la flexibilidad del cuerpo superior que mejora la fuerza de agarre.

Una máquina para la TENS (estimulación muscular eléctrica transcutánea) se ha demostrado que alivia el dolor.

Respecto a la cirugía, la resolución es a menudo temporal o incompleta si los síntomas se originan en otro lugar. Se suele realizar después de 6 a 12 meses de tratamiento conservador, como fisioterapia y férulas de muñeca. Sin embargo, puede ser considerada antes si los síntomas neurológicos se deterioran rápidamente.

Los mejores resultados se producen dentro de los tres primeros meses de tratamiento. Los casos más graves, especialmente aquellos con atrofia tenar muscular, son más propensos a requerir la liberación quirúrgica del túnel carpiano.

En el caso de que exista fibrosis neural, que ocasiona un daño permanente del nervio, no suele responder al tratamiento conservador o quirúrgico.

Codo del jugador de golf

Se trata de una lesión en los músculos que flexionan la muñeca y los dedos. El sitio de la lesión suele ser el epicóndilo medial, una protuberancia ósea en la parte interior del codo, donde estos músculos se unen.

Síntomas

Típicamente se experimentará dolor al realizar las tareas de agarre o resistencia a la flexión de la muñeca / dedo. El dolor también puede estar presente cuando se estiran los músculos. Habrá dolor directamente sobre el epicóndilo óseo, y puede haber puntos de activación de los músculos flexores de la muñeca.

Algunas personas también tendrán rigidez y dolor de cuello, así como signos de irritación del nervio mediano. La mayoría de los movimientos del codo será sin dolor, aunque el agarre será doloroso.

Causas

Es causado por el tejido muscular dañado en el punto que se ancla al hueso del brazo en el codo. Se produce cuando se aplica más fuerza de la que pueden manejar a una zona de los tejidos sanos normales.

En algunos casos, tales como el codo de golfista crónico, puede ocurrir debido a los tejidos blandos que están en mal estado de salud, que son fácilmente heridos. La inflamación sigue a la lesión, que conduce a la hinchazón y el dolor del codo. Esto se asocia con cambios degenerativos en los músculos situados en el epicóndilo medial. Aunque durante mucho tiempo esto se creyó que está relacionado con la inflamación por el uso excesivo, ahora se sabe que es incorrecto.

Diagnóstico

Se diagnostica clínicamente por el fisioterapeuta o médico. La ecografía o resonancia magnética son las mejores pruebas para identificar cualquier desgarro del tendón o inflamación. Los rayos X son de poca utilidad diagnóstica.

Un porcentaje significativo de pacientes pueden sentir dolor en el codo medial, pero en realidad no experimentan el codo de golfista. Hay una alta incidencia de dolor en el codo medial que hace referencia en el codo a una lesión cervical, siendo la más común la C67, que transmite sus señales de dolor a lo largo del nervio mediano, quedando reducida la movilidad neural que puede causar síntomas similares al codo de golfista.

Es muy importante evaluar el cuello y las extremidades superiores neurodinámicas por un fisioterapeuta con experiencia para confirmar o descartar cualquier disfunción del cuello o de la tensión neural. Si no se hace, se traducirá en una falta de mejoría de los síntomas y el desarrollo del síndrome de dolor del codo de golfista crónico.

El codo de golfista es común en los oficios manuales repetitivos donde el agarre está involucrado. Puede ocurrir a cualquier edad, sin embargo, las víctimas son por lo general entre las edades de 35 y 50 años.

Como era de esperar, la parte afectada se asocia generalmente con las manos, pero puede ocurrir en el brazo no dominante. Hombres y mujeres se ven afectados por igual.

Tratamiento

La fisioterapia ha demostrado ser eficaz en el tratamiento a corto y largo plazo, y tiene como objetivo lograr una:

Reducción del dolor en el codo.

Facilitar la reparación de los tejidos.

Restaurar la gama normal de la articulación del movimiento y la función.

La restauración de los patrones normales de la longitud del músculo, fuerza y movimiento.

La normalización de la neurodinámica de los miembros superiores.

La normalización de la función articular cervical.

El tratamiento de fisioterapia puede incluir una movilización suave del cuello y las articulaciones del codo, electroterapia, flejes de protección, estiramientos musculares, movilizaciones neurales, masaje y fortalecimiento. En algunos casos se emplea una codera de golfista (un aparato ortopédico que se usa en el lado opuesto del codo).

Tendinitis del manguito rotador calcificada

Es una afección que causa la formación de un pequeño, unos 1-2 centímetros de tamaño, depósito de calcio en los tendones del manguito de los rotadores. Estos depósitos se encuentran generalmente en pacientes de al menos 30 a 40 años de edad, y tienen una mayor incidencia en los diabéticos. Los depósitos de calcio no siempre son dolorosos, e incluso cuando duelen se resuelven espontáneamente después de un período de una a cuatro semanas.

Causas

La causa no se entiende por completo y se han sugerido el suministro de sangre y el envejecimiento del tendón, pero la evidencia para apoyar estas conclusiones no está clara.

Normalmente, el tendón se cura a través de la acción de células de colágeno conocidas como fibroblastos. Después de un período de semanas o meses, los fibroblastos se vuelven menos numerosos en la región y se sustituyen por los osteoblastos (células formadoras de hueso). Estos osteoblastos estimulan el crecimiento de hueso (de calcio) en el tendón. Por lo tanto la razón principal para el desarrollo de tendinitis calcificada parece estar en el retraso en la cicatrización.

El pinzamiento sobre el hueso no debe ocurrir durante la función normal del hombro. Cuando sucede, el tendón del manguito rotatorio se inflama y se hincha, y se declara la tendinitis. Del mismo modo, si la bursa se inflama, se desarrolla una bursitis de hombro.

Si bien se puede producir por una lesión traumática, es cuando se repite el movimiento del brazo cuando se produce la enfermedad. Las posturas que favorecen la enfermedad son cuando el brazo está directamente sobre la cabeza y cuando se trabaja cerca de la altura del hombro.

Cuando el manguito de los rotadores no funciona con normalidad, no es capaz de evitar que la cabeza del húmero (parte superior del brazo) se suba en el espacio subacromial, haciendo que la bursa o los tendones sean aplastados.

La tendinitis calcificada generalmente progresa como era previsible, y casi siempre se resuelve con el tiempo sin necesidad de cirugía.

Síntomas

Por lo general no presenta síntomas en la primera etapa. En este punto en el tiempo, el lugar donde la calcificación tiende a desarrollar sufre cambios celulares que predisponen a los tejidos para el desarrollo de los depósitos de calcio.

Después, el calcio se excreta a partir de células y luego se une en los depósitos de calcio. Una vez que la calcificación se ha formado, comienza la llamada fase de reposo, un período no doloroso y que puede durar una longitud variada de tiempo. Después de la fase de reposo, comienza una fase de reabsorción -esta es la fase más dolorosa.

Posteriormente, hay una etapa de dolor cuando el depósito de calcio desaparece y es sustituido. Los pacientes suelen buscar tratamiento durante la fase de reabsorción dolorosa de la etapa calcificada, pero algunos desarrollan síndrome de compresión.

El dolor de hombro puede extenderse desde la parte superior del hombro hasta el codo.

Hay dolor cuando se está acostado sobre el hombro

Puede haber dolor de hombro en reposo cuando la condición se deteriora

Debilidad muscular o dolor al intentar alcanzar algo o en elevación

Dolor al poner la mano detrás de la espalda o la cabeza.

Dolor que empeora con el cinturón de seguridad.

Pruebas

En la mayoría de los casos, basta un examen clínico completo. Los exámenes de diagnóstico pueden incluir radiografías, resonancias magnéticas o ecografías para buscar desgarros en el manguito de los rotadores o signos de bursitis.

Tratamiento

Hay que realizar ejercicios de estabilización escapular como un ingrediente clave para una rehabilitación de éxito.

Al igual que con la mayoría de las lesiones de tejidos blandos el tratamiento inicial es RICE: Reposo, hielo, compresión y elevación.

En la primera fase lo más probable es que no se pueda levantar completamente el brazo o dormir cómodamente. El objetivo es ofrecerle un descanso activo a partir de posturas y movimientos que no provocan dolor.

Es posible que tenga que ser usar un cabestrillo para aliviar el dolor. En algunos casos puede significar que se necesite almohadas para dormir relativamente vertical.

El hielo es una modalidad sencilla y eficaz para reducir el dolor y la hinchazón. Hay que aplicarlo durante 20-30 minutos cada 2 ó 4 horas durante la fase inicial o cuando se note que la lesión está tibia o caliente.

Sin embargo, lo mejor es evitar los fármacos anti-inflamatorios durante las primeras 48 a 72 horas pues se puede fomentar el sangrado adicional. La mayoría de las personas pueden tolerar el paracetamol.

Un fisioterapeuta utilizará una serie de técnicas para aliviar el dolor, incluyendo movilizaciones conjuntas, masaje, acupuntura o la punción seca para ayudar durante esta fase dolorosa.

Tendinitis del hombro

La tendinitis del hombro es una inflamación con lesión de los tendones del manguito rotador del hombro.

Debido a que la inflamación no siempre está presente en las lesiones de los tendones del hombro, este grupo de lesiones son médicamente conocidas como tendinopatía del manguito rotador o tendinopatías.

Causas

La causa más común de tendinitis del hombro es por microtraumatismos de los tendones del manguito de los rotadores en lugar de un trauma único específico. Sin embargo, los impactos sobre el tendón del manguito rotador contra el hueso acromion no deberían producirse durante la función normal del hombro, pero cuando se produce la inflamación del hombro, el tendón del manguito rotatorio se inflama y se hincha. La bursitis se produce comúnmente en combinación con tendinitis del manguito de los rotadores.

Síntomas

Clic en el hombro y/o un arco de dolor en el hombro cuando el brazo se eleva a la altura del hombro.

Dolor cuando se está acostado sobre el hombro o levantando el brazo recto.

Dolor de hombro o clic cuando se mueve la mano detrás de la espalda o la cabeza.

El dolor puede llegar hasta el codo.

A medida que la tendinitis del hombro se deteriora, el dolor puede incluso estar presente en reposo.

Diagnóstico

El fisioterapeuta o médico deportivo sospecharán tendinitis del hombro sobre la base del historial de síntomas y algunas pruebas clínicas.

La ecografía es el método preferido para la investigación de una tendinitis de hombro y lesiones asociadas, como la bursitis.

Los rayos X no identifican la tendinitis del hombro, pero puede ser útil para identificar si la invasión de un espolón óseo en el espacio subacromial es la causa de la tendinitis.

Se trata de un trastorno progresivo que a menudo coexiste con bursitis o tendinitis bicipital y puede degenerar en tendinitis calcificada o desgarros del manguito rotador, que pueden requerir cirugía. La buena noticia es que la mayoría de las tendinitis del hombro son reversibles y tratadas con éxito.

Debido a la inflamación del hombro es de vital importancia evaluar a fondo y corregir la biomecánica del hombro para evitar futuros episodios de pinzamiento del hombro y la posterior tendinitis del manguito de los rotadores.

Tratamiento

Los investigadores han concluido que hay esencialmente 7 etapas que deben ser cubiertas para rehabilitar con eficacia la tendinitis del hombro y evitar la recurrencia.

Fase 1- Alivio del dolor con antiinflamatorios y al igual que con la mayoría de las lesiones de tejidos blandos el tratamiento inicial incluye reposo, hielo, y soporte técnico. El primer objetivo es ofrecer un descanso activo a partir de posturas y movimientos que no provoquen dolor. Esto significa que hay que dejar de hacer el movimiento o la actividad que provocó el dolor de hombro en el primer lugar y evitar hacer cualquier cosa que cause dolor en el hombro.

Para ayudar y proteger la lesión, es posible que tenga que ser usar un cabestrillo o poner una cinta en el hombro para proporcionar alivio del dolor. En algunos casos puede significar que se tenga que dormir en vertical o con el apoyo de almohadas. El fisioterapeuta guiará para emplear una variedad de técnicas para aliviar el dolor, incluyendo movilizaciones conjuntas, el masaje, la acupuntura o la punción seca para ayudar durante esta fase de dolor.

Fase 2: Recuperar el rango completo de movimiento

Si protege los tendones de los hombros lesionados adecuadamente, los tejidos lesionados se curan. Las estructuras inflamadas (tendinitis, bursitis) se instalarán si no se las protege de daños adicionales.

La tendinitis del hombro puede necesitar varias semanas o meses para curarse. Durante este período de tiempo el objetivo debe ser remodelar de manera óptima el tejido para evitar una cicatriz mal formada que puede convertirse en bultos o potencialmente desgarrarse en el futuro.

Es importante para alargar y orientar el tejido de la cicatriz de curación hacer movilizaciones conjuntas, masajes, estiramientos musculares y ejercicios ligeros activos asistidos y activos. Los investigadores han llegado a la conclusión de que las movilizaciones conjuntas con un fisioterapeuta mejorarán el rango de movimiento más rápidamente y, a largo plazo, mejoran el resultado funcional.

En la mayoría de los casos, también se ha desarrollado una protección de la cápsula de la articulación (por lo general posterior) y algunos músculos compensatorios. Estas estructuras necesitan ser estiradas para permitir el movimiento normal. A medida que mejore se podrá hacer uso de la fuerza muscular.

Fase 3: Restaurar control escapulario

La escápula (omóplato) es la base del hombro y del movimiento del brazo. El omóplato tiene un papel vital para la estabilización dinámica en la unión del brazo a la pared torácica.

Los investigadores han identificado un ritmo pobre escápulo-humeral como causa importante del pinzamiento del manguito rotador y cualquier deficiencia será un componente importante de la rehabilitación.

Fase 4: Restaurar la función normal del conjunto cuello – escápula -tórax –hombro.

Tal vez resulte difícil de comprender, pero el cuello y la espalda superior (columna torácica), son muy importantes en la rehabilitación del dolor de hombro y las lesiones.

La disfunción del cuello o la columna vertebral no sólo puede hacer referencia directamente al dolor en el hombro, sino que puede afectar a la energía eléctrica de un nervio ocasionando debilidad. Las estructuras vertebrales dolorosas de una mala postura o una lesión no proporciona un hombro o músculos escapulares con una sólida base libre de dolor para actuar.

En la mayoría de los casos, especialmente los casos crónicos, se requerirá un tratamiento dirigido al cuello o espalda alta para aliviar el dolor, mejorar la movilidad del hombro y frenar el dolor o el progreso de la lesión.

Fase 5: Restaurar la función y fuerza de los rotadores

El manguito rotador es el grupo más crítico para el control de hombros y músculos. Entre otras funciones, sostiene la centralización de la articulación del hombro. También proporciona los deslizamientos sutiles que permiten el movimiento completo del hombro.

Sin embargo, si una estructura del tendón se lesiona tenemos que realizar la curación primaria antes de actuar con ejercicios de resistencia. Los investigadores han descubierto la importancia de fortalecer los músculos del manguito rotador en un programa de rehabilitación de la tendinitis del hombro.

Fase 6: Restaurar la velocidad, potencia, agilidad y propiocepción (regula la dirección y rango de movimiento).

Si la tendinitis del hombro ha sido causada por el deporte durante las actividades de alta velocidad, se ponen enormes fuerzas en el cuerpo (contráctil y no contráctil), o acciones repetitivas. Con el fin de evitar que se repita en el regreso al deporte, el fisioterapeuta guiará con ejercicios para hacer frente a estos importantes componentes de la rehabilitación, tanto para prevenir una recurrencia como para mejorar el rendimiento deportivo.

Dependiendo de lo que el deporte o estilo de vida implique, velocidad, agilidad o propiocepción, el programa de energía se puede personalizar para un entrenamiento específico.

Fase 7: Regreso al trabajo o el deporte.

Tan pronto como lo indiquen se puede regresar a la actividad, pero tomándola con calma y prudencia.

No empiece al mismo nivel que antes de la lesión. Hay que diseñar un nuevo nivel e ir aumentándolo, deteniéndose si duele.

Hacer calentamiento antes del ejercicio, y algo de estiramientos suaves después.

Después de la actividad, aplicar hielo para prevenir el dolor y la hinchazón.

Si estos pasos no ayudan, tal vez se necesite una revisión del fisioterapeuta. Puede necesitar semanas o meses para que una lesión en el tendón se cure. Sea paciente, y siga con el tratamiento. Si comienza a usar el tendón lesionado antes de tiempo, puede ocasionar más daño.

Para no lastimar el tendón de nuevo, es posible que tenga que hacer algunos cambios a largo plazo en sus actividades. Prueba a cambiarlas o cómo las hace.

Recuerde el ejercicio que causó el problema, revise su técnica con un entrenador o fisioterapeuta deportivo.

Siempre dedique tiempo para calentar antes y estirar después de hacer ejercicio.

En función de las demandas del deporte elegido o el trabajo, va a requerir ejercicios específicos del deporte o trabajo y un régimen de entrenamiento progresivo para permitir un regreso seguro y libre de lesiones al deporte elegido o empleo.

Los deportes que implican posiciones de los brazos alzados como los deportes de raqueta, lanzar, bolos o natación, tienen una alta incidencia de tendinitis del hombro. El fisioterapeuta debe discutir las metas, plazos y horarios de entrenamiento para optimizar el regreso con el deporte o el trabajo.

Hombro del nadador

Hombro de nadador es un término general que abarca una serie de lesiones por uso excesivo del hombro y que causa dolor en los nadadores. Debido a que hay varias partes del hombro que pueden ser lesionadas durante la natación, el dolor puede ser cualquier cosa, desde un dolor local, cerca de la articulación del hombro, a un dolor que se extiende hasta el hombro y el cuello o hacia abajo en el brazo.

Causas

El hombro es una articulación muy móvil, y por ser tan móvil, tiene que estar bien controlado por los músculos y ligamentos que rodean la articulación. El sobre-entrenamiento, la fatiga, la hipermovilidad, una mala técnica de carrera, la debilidad, rigidez, una herida anterior o el uso de paletas de mano, pueden conducir a que los músculos y los ligamentos estén sobrecargados de trabajo. Si esto sigue así, se pueden producir lesiones como pinzamiento del manguito rotador y tendinitis, desgarros del manguito rotador, bursitis, y daños en la cápsula, los ligamentos, o en el cartílago.

Diagnóstico

Hacer un diagnóstico correcto es muy importante a fin de obtener el mejor tratamiento, y para permitir volver a nadar. El fisioterapeuta ejecutará pruebas sobre las estructuras del hombro para determinar qué parte del hombro está causando dolor. También verá porqué el hombro se ha vuelto doloroso.

Al ser una lesión por sobreuso, es causada por un traumatismo repetido en lugar de un incidente específico. Más de un 1/3 de los nadadores de alto nivel han tenido este problema.

Tratamiento

Las lesiones se repiten a menudo si se regresa a nadar demasiado rápido, especialmente si no se ha efectuado un programa de rehabilitación a fondo.

En función de las exigencias de la temporada de natación, van a ser necesarios ejercicios individuales y un régimen de entrenamiento progresivo para permitir un regreso seguro y libre de lesiones.

La articulación del hombro en realidad es muy inestable debido a su necesidad de pasar a través de un gran rango de movimiento. Esto significa que unos músculos fuertes y coordinados son vitales para controlar el hombro en el omóplato, mientras se realiza el movimiento normal del brazo.

Hay dos factores que son muy importantes:

La fuerza del hombro y la coordinación.

La flexibilidad del hombro.

Los grupos musculares principales que requieren fortalecimiento son:

Estabilizadores de la escápula

Manguito de los rotadores.

Ejercicios de estiramiento

Curiosamente, los ejercicios de estiramiento son esenciales para permitir suficiente movimiento alrededor del hombro y su trabajo biomecánico.

El dolor de hombro y las lesiones a menudo ocasionan que algunos grupos de músculos del hombro tengan exceso de trabajo, apretando, acortando o formando nudos. Esta tensión muscular anormal en reposo restringirá su potencial de movimiento, que predispone al dolor de hombro y lesiones.

Del mismo modo, al igual que algunos músculos de los hombros se tensan otros músculos del hombro se debilitarán. Es importante que estos músculos del hombro no deban estirarse más. En su lugar, se deben reforzar con ejercicios de hombro específicos.

Codo de tenista

Codo de tenista agudo es una lesión en los músculos que se extiende a la muñeca y los dedos. El sitio de la lesión suele ser el epicóndilo lateral, una protuberancia ósea en la parte externa del codo cuando los músculos se unen.

Síntomas

Los síntomas del codo de tenis que han durado más de 6 semanas se consideran sub-agudos y más allá de tres meses, codo de tenista crónico.

Normalmente experimentará dolor al realizar las tareas de agarre o extensión de la muñeca. El dolor también puede estar presente cuando se estiran los músculos. Habrá dolor directamente sobre el epicóndilo óseo (la inserción de músculo y ligamento), y puede haber puntos de activación en los músculos de la muñeca.

Algunas personas también tendrán rigidez y dolor de cuello, así como signos de irritación del nervio. La mayoría de los movimientos del codo serán sin dolor.

Causas

Es causado por el tejido muscular dañado en el punto que se ancla al hueso del brazo en el codo. Se produce cuando se aplica fuerza a una zona de los tejidos sanos normales.

También cuando se usa la mano de forma desacostumbrada, por ejemplo, pintar una valla, martillar, escribir mucho.

Actividades de agarre excesivas.

Pobre fuerza muscular en el antebrazo o músculos tensos.

Mala técnica (un mal tiro de tenis)

En algunos casos, tales como el codo de tenista crónico, esto puede ocurrir debido a tejidos blandos que están en mal estado de salud, que son fácilmente heridos. La inflamación sigue a la lesión, que conduce a la hinchazón y el dolor del codo.

Se asocia con cambios degenerativos en los tejidos musculares localizados en el epicóndilo. Aunque durante mucho tiempo esto se creía que estaba relacionado con la inflamación por el uso excesivo, ahora se sabe que es incorrecto.

El codo de tenista crónico no se debe a inflamación.

Pruebas en los enfermos crónicos

El codo de tenista no ha mostrado ninguna evidencia de los productos químicos que normalmente se asocian con la inflamación. En lugar de ello, hay un aumento en los productos químicos asociados con la transmisión del dolor en los nervios. Esto va unido a los cambios en el suministro de sangre, y los cambios en la coordinación de los músculos cuando se utiliza la mano y la muñeca. También hay cambios degenerativos en el tendón extensor, donde la estructura del tendón empieza a descomponerse.

También hay evidencia de que los desequilibrios musculares del antebrazo de larga duración pueden distorsionar la posición de la articulación del codo y resultar en dolor crónico. Esto se traduce en disminución de la capacidad para realizar las actividades normales del codo y la fuerza de agarre.

Diagnóstico

Se diagnostica clínicamente por un fisioterapeuta o médico. La ecografía o resonancia magnética son las mejores pruebas para identificar cualquier desgarro del tendón o inflamación. Los rayos X son de poca utilidad diagnóstica.

El dolor referido del cuello puede imitar el codo de tenista.

Un porcentaje significativo de los pacientes con codo de tenista pueden sentir dolor en la parte lateral del codo. Hay una alta incidencia de dolor lateral en el codo que hace referencia a una lesión cervical.

El nervio radial también puede haber reducido la movilidad neural, lo que puede causar síntomas similares a codo de tenista.

Está presente en el 40% de todos los jugadores de tenis (de ahí su nombre) y el 15% de las personas que trabajan en oficios manuales repetitivos. Puede ocurrir a cualquier edad, sin embargo, las víctimas están por lo general entre los 35 y 50 años.

Como era de esperar, la parte afectada se asocia generalmente con las manos, pero puede ocurrir en el brazo no dominante. Hombres y mujeres se ven afectados por igual.

Tratamiento

La fisioterapia ha demostrado ser eficaz en el tratamiento a corto y largo plazo.

Tiene como objetivo lograr:

Una reducción del dolor en el codo.

Facilitar la reparación de los tejidos.

Restaurar la gama normal de la articulación del movimiento y la función.

Restaurar los patrones normales de la longitud del músculo, fuerza y movimiento.

Normalizar la neurodinámica de los miembros superiores.

Normalizar la función articular cervical.

El tratamiento de fisioterapia puede incluir una movilización suave del cuello y las articulaciones del codo, electroterapia, vendaje neuromuscular en el codo, estiramientos musculares, movilizaciones neurales, masaje y fortalecimiento.

Un corsé alejará las fuerzas de sujeción de estrés fuera de las estructuras lesionadas. Sin embargo, una codera de tenis no funciona en el 100% de los casos.

Sin tratamiento, puede durar de 6 meses a 2 años. También es propenso a la recurrencia.

Los estudios han demostrado que la fisioterapia es la manera más efectiva de gestionar el codo de tenista, en comparación con las inyecciones de esteroides. Cuando se administra un curso de 6 semanas de fisioterapia que comprende 8 sesiones de tratamiento, la mayoría de los pacientes muestran una mejora significativa después de 3 semanas, aumentando a un 60% o una mayor recuperación después de 6 semanas de tratamiento.

Las inyecciones de cortisona resultaron con muy buenas mejoras iniciales con la reducción de casi el 80% de los síntomas después de 3 a 6 semanas; pero los pacientes que recibieron inyecciones de cortisona mostraron un aumento en el dolor después de 6 semanas y a los 3 meses habían caído muy por debajo de los grupos de tratamiento de fisioterapia. Este deterioro fue seguido con un retraso en la cicatrización.

CAPÍTULO 5

TRATAMIENTO DE LAS TENDINOPATÍAS DEGENERATIVAS Y REACTIVAS

Cuanto antes se trate la tendinitis, antes podrá comenzar la recuperación, aunque la curación puede demorar varios meses.

Un primer paso en el tratamiento suele ser el **descanso** de la parte afectada. No usar los músculos y tendones afectados durante unos días o algunas semanas le da al cuerpo tiempo para repararse. Por ejemplo, las personas con codo de golfista generalmente necesitan descansar el codo afectado durante al menos un mes. No obstante, la inactividad no siempre acorta el tiempo de recuperación y puede llevar a una disminución crónica, tanto en la fuerza, como en el propio movimiento. Se recomienda pues, mientras no exista incapacidad funcional intensa, hacer movimientos prudentes.

El **hielo** es otro tratamiento. Muchos terapeutas recomiendan aplicar compresas de hielo en el área dolorida durante períodos de 20 minutos, tres o cuatro veces al día. Esta terapia, no obstante, puede estar contraindicada y afectar demasiado intensamente al proceso inflamatorio. No olvide que la inflamación es una defensa del cuerpo para proteger una zona dañada, al mismo tiempo que le proporciona un aumento en el volumen sanguíneo de esa zona con el fin de lograr la curación. El hielo, pues, durante corto tiempo y el calor solamente para asegurar un descanso nocturno.

Tomar un medicamento **antiinflamatorio** no esteroideo como ibuprofeno, naproxeno o aspirina, y más aún que sea herbal, puede aliviar el dolor y la hinchazón.

Dependiendo de la ubicación y la gravedad de la tendinitis, es posible que deba usar una **férula**, un aparato ortopédico o un cabestrillo por un tiempo breve. Es importante mover la articulación con suavidad y regularidad para evitar que se quede rígida o "congelada". Esto es particularmente importante para la tendinitis que afecta el hombro. Los ejercicios isométricos, esto es, sin movimiento articular y solamente mediante contracciones musculares, son de gran utilidad para evitar la atrofia.

Si su tendinitis es grave, es posible que un fisioterapeuta pueda brindarle tratamientos locales especializados, como tratamientos de calor profundo con ultrasonido, masaje de fricción o terapia de agua para mejorar la movilidad articular. Un fisioterapeuta también puede guiarlo a través de un programa de rehabilitación para ayudarlo a recuperar la fuerza, el movimiento y la función.

Rara vez se necesita cirugía para tratar la tendinitis. Es una opción cuando la tendinitis no responde a otros tratamientos o cuando hay un daño significativo en el tendón que es poco probable que mejore con cualquier otro tratamiento.

El tratamiento varía considerablemente entre estas etapas. Muchos corredores habrán oído hablar de ejercicio "excéntrico" por problemas con los tendones y se pueden tratar así la tendinitis de Aquiles o con otros ejercicios excéntricos. Esto probablemente empeorará la tendinopatía reactiva, pero podría ayudar en la fase degenerativa.

Gestión de la tendinopatía en la fase reactiva / temprana.

Podría decirse que el tratamiento más importante en esta etapa es la gestión de la carga. Esto significa reducir tanto la tracción como la carga de compresión sobre el tendón. Los tendones conectan los músculos con los huesos y como resultado se colocan bajo una gran tensión durante las actividades que implican al músculo o resistir una fuerza de estiramiento. Esto es lo que queremos decir con carga de tracción. Cada vez que el pie hace contacto con el suelo durante el funcionamiento del cuerpo tiene que lidiar con una fuerza de impacto igual a aproximadamente 2,5 veces el peso corporal. Afortunadamente los tendones son capaces de soportar hasta aproximadamente 8 veces nuestro peso corporal.

Los corredores pueden reducir la carga de tracción simplemente disminuyendo la distancia o la rapidez corriendo, o hacer un descanso. Sin embargo la tendinopatía tiene a menudo un elemento de compresión que también debe ser abordado. Por ejemplo, el tendón puede ser comprimido contra la tuberosidad isquiática (hueso en su parte inferior) cuando se flexiona la cadera, tal como durante la posición de sentado.

De particular importancia es la reducción de los movimientos que combinan ambas cargas de compresión y de tracción. Siguiendo con el ejemplo de la tendinitis del tendón de la corva, correr cuesta arriba y estirar los músculos isquiotibiales puede dar lugar a tensión en el tendón de la corva, mientras que el tendón se comprime contra la tuberosidad isquiática. En ambos casos son propensos a agravar la condición, especialmente en la etapa reactiva.

La gestión de la carga no significa la descarga por completo el tendón (es decir, andar en muletas) sino en la reducción de la carga a un nivel que permita que el tendón se recupere. Esto puede significar dejar de correr o modificar el entrenamiento en función de la gravedad de la tendinopatía. La etapa de reacción puede ser relativamente corta y el dolor puede disminuir en 5 a 10 días, pero el tendón seguirá siendo sensible a cargas elevadas y son necesarias nuevas medidas introducidas gradualmente para prevenir la recaída. Cuando la gestión de la carga se guía por la forma en que el tendón no responde, hay que esperar 24 horas más.

Los tendones se sabe que tienen una respuesta latente a la carga. Esto significa que pueden necesitar 24 horas o más para reaccionar a ella. Hay que tener esto en cuenta cuando se ejecuta, pues aunque puede sentirse bien en el momento, puede reaccionar al día siguiente.

Tratamiento

A pesar de la falta de inflamación, la medicación antiinflamatoria se cree que es útil en la etapa reactiva. Esto se cree que es debido a que inhibe la producción de proteínas responsables de la hinchazón del tendón. El ibuprofeno es considerado uno de los mejores medicamentos para este papel y no se cree que tenga un efecto perjudicial en la reparación del tendón. El té verde también se cree que es útil, ya que contiene un antioxidante llamado EGCG.

El ejercicio isométrico puede reducir el dolor y mantener la fuerza muscular en la etapa reactiva (siempre que no se haga en una posición en la que se comprima el tendón). La técnica consiste en poner al músculo a trabajar en contra de resistencia sin crear movimiento de la articulación o el cambio de la longitud del músculo. Un ejemplo: coloque la palma de su mano en la frente. Empuje la cabeza hacia adelante en la mano, pero mantendremos la mano todavía. Sus músculos del cuello están trabajando, pero su cabeza no se mueve por lo que están trabajando en isometría.

No estirar.

Esto podría promover un debate entre los corredores y los fisios, pero en muchos casos es sensato no estirar una tendinopatía reactiva. Muchas veces queremos estirar todo en una lesión para que sea mejor, pero a veces lo mejor es atenerse a lo que sabemos que funciona. El problema con el estiramiento es el potencial para la compresión del tendón. El tendón de la corva, por ejemplo, a menudo se comprime durante el estiramiento y es probable que agrave los síntomas. A veces la longitud del músculo es un tema que se necesita hacer frente, pero es probable que sea más prudente hacer esto después de la fase reactiva. Usar un rodillo de espuma o una pelota puede ayudar a mejorar la flexibilidad sin causar compresión del tendón. Sin embargo, hay que trabajar el grueso principal de los músculos y evitar la presión sobre la zona del tendón. Otros sugieren el masaje como una mejor opción para gestionar la longitud muscular y la flexibilidad en la tendinopatía por compresión.

¿Ejecutar o descanso?

La tentación de equiparse y salir a la carretera siempre está ahí en un corredor, a veces a pesar de que es importante permitir un descanso adecuado en primer lugar. La elección de la ejecución o el descanso es en realidad una decisión muy compleja y hay una gran cantidad de factores que juegan un papel: ¿Se está entrenando para una carrera o simplemente entrenar fuera de temporada? ¿Qué grave e irritables son los síntomas? ¿Puedes existir una manera de correr sin dolor (tanto en el momento, como 24-48 horas después)? ¿Cómo está el cuerpo en general? ¿Se está luchando con una serie de síntomas que necesitan un poco de descanso? ¿Cuál es el riesgo de que al no detenerse ahora esto se convierta en un problema a largo plazo, persistente?

El mejor remedio es la precaución, especialmente en la etapa reactiva. Sabemos que la gestión de la carga es sin duda la parte más importante del tratamiento por lo que si se continúa cargando un tendón reactivo, puede permanecer en esa etapa reactiva dolorosa o progresar a incluir cambios estructurales dentro del tendón. Es un acto de equilibrio, aunque, como la descarga del tendón durante demasiado tiempo es poco probable que se pueda efectuar, muchos aconsejan seguir un cierto nivel de funcionamiento.

Como guía muy general, le sugiero que se debe lograr estar cómodo tanto en reposo como caminando, antes de empezar a correr de nuevo. Intente correr y ver cómo se siente. La mejor guía es sin embargo la opinión profesional. Ellos pueden dar la luz verde para comenzar a correr de nuevo con el beneficio de una evaluación completa.

Cuando se regrese al inicio con una distancia corta o incluso un patrón de carrera a pie, podrá ver cómo se siente. Hay que resistir la tentación de aumentar la distancia en ese primer plazo aunque nos sintamos bien. Vea cómo responde en las próximas 24 a 48 horas. Cuando se ejecuta también hay que tener en cuenta que las tendinopatías están peor en ciertos momentos del día, y a menudo la gente se queja de más dolor en la mañana, por ejemplo. Puede ser sabio funcionar más tarde en el día si el tendón es menos sensible.

La buena noticia, es que a menudo puede efectuarse un entrenamiento integral, siempre y cuando se elijan ejercicios con poca tracción o carga de compresión sobre el tendón, como la natación, el ciclismo o el trabajo cómodo en el gimnasio -de nuevo guiándose por los síntomas durante y después del ejercicio.

Tendinopatía degenerativa

Tiende ser más común en el atleta más viejo, aunque puede presentarse en los corredores más jóvenes con una historia de sobrecarga crónica del tendón. Puede confundir se también con la tendinopatía reactiva. Esto se debe a que algunas partes del tendón pueden degenerarse, mientras otras permanecen bastante normales en otras partes. Las áreas "normales" no degeneradas del tendón pueden responder como cualquier otro tendón a un exceso de carga y entrar en una etapa reactiva. Si se ha tenido un tendón doloroso durante algún tiempo, el tendón se espesa y tiene 'nódulos' palpables dentro, entonces es probable que tenga un tendón degenerado. Si junto a esto ha tenido de repente un aumento del dolor en respuesta a un aumento de kilometraje, puede tener una tendinopatía reactiva junto a una degenerada más crónica. Si este es el caso, los principios de la gestión son iguales a un tendón reactivo, debiendo considerar los antiinflamatorios y los ejercicios isométricos hasta que las cosas se asienten.

Para la fase más crónica, si no hay un aumento repentino en el dolor, puede hacer una mezcla de gestión de carga, trabajo excéntrico, isométricos y ejercicios de fuerza. Algunos de los cambios dentro del tendón pueden ser reversibles, pero es probable que esto sea algo que tendrá que ser administrado a largo plazo.

Gestión de la carga

Una clave es saber qué agrava los síntomas. Hay dos partes en esta teoría y práctica. Conocer la teoría y ver lo que sucede en la práctica. Por ejemplo, la tendinopatía del tendón de la corva:

Teoría. Los síntomas se agravan por la compresión del tendón como sentarse en superficies firmes, estirando los músculos isquiotibiales, inclinándose hacia delante con las rodillas rectas y por la alta carga de tracción, como correr rápido, zancadas demasiado grandes al correr o llevar una carga pesada (por ejemplo, correr con mochila). Correr cuesta arriba y carga de tensión, es especialmente provocador.

Práctica. Hay que tomar nota de lo que realmente agrava los síntomas, ya que puede no encajar en la teoría. Un diario de entrenamiento es muy útil para esto. Tenga en cuenta lo que se ha hecho al correr y cualquier síntoma diario y esto podría dar una mejor idea de lo que hay que cambiar.

Gestión. Hay que evitar las cuestas y el trabajo de velocidad inicial. Ceñirse a un ritmo cómodo con la longitud de zancada más pequeña. Poco a poco volver a introducir posibles factores agravantes, permitiendo que el tendón de la corva de tiempo para adaptarse y controlar los síntomas.

Resto. Una gran parte de la gestión de la tendinopatía es cómo utilizar el resto. Los tendones se pueden adaptar a una carga si se da tiempo de descanso. Este proceso requiere alrededor de 3 días después del ejercicio, pero quizá 1 día de descanso entre ejecuciones es suficiente para evitar la sobrecarga del tendón. Para aquellos que corran 5 ó 6 días a la semana un día de descanso después de su largo plazo, podría ser más beneficioso que un "plazo de recuperación. Si tiene un tendón degenerado podría ser sensato reemplazar 1 ó 2 de estas carreras con el reposo o entrenamiento cruzado.

Hay que aumentar gradualmente el kilometraje o la intensidad del entrenamiento, con el fin de permitir que el tendón se adapte a la carga, y los cambios en la formación han de hacerse de forma gradual durante el seguimiento der los síntomas. Cambiar una cosa a la vez y planificar después el descanso suficiente.

El entrenamiento excéntrico

Es generalmente aceptado que el entrenamiento excéntrico es una parte útil de la gestión de la tendinopatía degenerativa. Sin embargo, exactamente cómo hacer esto variará en gran medida entre los individuos. No existe una receta asegura. Fuerza, potencia o trabajo de resistencia también tendrán un papel para ayudar en la prevención de problemas en el futuro. Identificar los problemas biomecánicos que pueden poner una carga adicional en un tendón, es imprescindible para prevenir una recaída con el aumento del kilometraje.

"Una persona mayor con un tendón nodular grueso es probable que tenga un tendón degenerativo; por el contrario, un joven atleta después de una sobrecarga aguda con una hinchazón fusiforme del tendón probablemente tenga una tendinopatía reactiva"

CAPÍTULO 6

TRATAMIENTO CONVENCIONAL

La tendinopatía es un término amplio que abarca las condiciones dolorosas que ocurren en y alrededor de los tendones en respuesta al uso excesivo. Recientes investigaciones sugieren que poca o ninguna inflamación está presente en estas condiciones. Por lo tanto, las modalidades de tratamiento tradicionales encaminadas a controlar la inflamación, tales como las inyecciones de corticosteroides y los medicamentos antiinflamatorios no esteroides (AINE), pueden no ser las opciones más eficaces. Se realizó una revisión sistemática de la literatura para determinar las mejores opciones de tratamiento para la tendinitis y se evaluaron la eficacia de los AINE, las inyecciones de corticosteroides, la terapia física basada en ejercicios, modalidades de terapia física, la terapia con ondas de choque, la escleroterapia, manchas de óxido nítrico, la cirugía, los factores de crecimiento, y el tratamiento con células madre.

En concreto:

Los AINE y los corticosteroides parecen proporcionar alivio del dolor a corto plazo, pero su eficacia a largo plazo no ha sido demostrada.

Se identificaron inconsistencias en los resultados con la terapia con ondas de choque y fisioterapia, así como con la iontoforesis y la terapia con láser de bajo nivel.

Los datos actuales apoyan el uso de protocolos de fortalecimiento excéntrico, la escleroterapia y los parches de óxido nítrico, pero se necesitan ensayos multicéntricos más amplios para confirmar los primeros resultados con estos tratamientos.

El trabajo preliminar con factores de crecimiento y células madre es prometedor, pero se necesita más estudio en estos campos.

La cirugía sigue siendo la última opción debido a la morbilidad y los resultados inconsistentes. El tratamiento ideal para la tendinopatía no está claro.

Niveles de evidencia

Tradicionalmente, el dolor en y alrededor de los tendones asociados con la actividad se ha denominado tendinitis. Esta terminología implica que el dolor asociado con estas condiciones resulta de un proceso inflamatorio. Así que no es sorprendente que las modalidades de tratamiento han sido principalmente dirigidas a controlar esta inflamación. Los pilares del tratamiento incluyen el descanso, los medicamentos antiinflamatorios no esteroideos (AINE), y las inyecciones de corticosteroides locales periódicas.

Pero hay dos problemas con este enfoque:

> En primer lugar, varios estudios demuestran poca o ninguna inflamación realmente presente en los tendones expuestos al uso excesivo.

> En segundo lugar, las modalidades tradicionales de tratamiento dirigidas a modular la inflamación han tenido un éxito limitado en el tratamiento de

enfermedades crónicas y dolorosas que surgen por el uso excesivo de los tendones.

Así que el término tendinopatía describe la variedad de condiciones dolorosas que se desarrollan en y alrededor de los tendones en respuesta al uso excesivo. Los cambios histopatológicos asociados con tendinopatía incluyen la degeneración y desorganización de las fibras de colágeno, aumento de la celularidad y una mínima inflamación. Los cambios macroscópicos incluyen engrosamiento del tendón, pérdida de propiedades mecánicas, y dolor. Trabajos recientes muestran varios cambios que se producen en respuesta al uso excesivo, incluyendo la producción de metaloproteinasas de la matriz (MMP), apoptosis de las células del tendón, metaplasia condroide del tendón, y la expresión de factores de protección, como el factor de crecimiento insulínico tipo 1 (IGF-1) y óxido nítrico sintetasa (NOS). Aunque muchos de estos cambios bioquímicos son patológicos y dan lugar a la degeneración de los tendones, otros parecen beneficiosos o de protección. La tendinopatía parece ser el resultado de un desequilibrio entre los cambios regenerativos y de protección, y las respuestas patológicas que resultan por el uso excesivo del tendón. El resultado neto es la degeneración del tendón, debilidad y dolor.

Tratamientos

A medida que la ciencia básica de la tendinopatía ha evolucionado, también lo han hecho las opciones de tratamiento para estas condiciones y se evaluaron las siguientes opciones de tratamiento: antiinflamatorios (AINE), ejercicios; modalidades de terapia física, incluyendo iontoforesis, fonoforesis, ultrasonido, masaje de fricción transversal, y la terapia con láser de bajo nivel; inyecciones de corticosteroides, parches de trinitrato de glicerilo, terapia por ondas de choque; escleroterapia, cirugía, tratamiento con factores de crecimiento, y tratamiento con células madre.

Antiinflamatorios AINE aprobados

Los AINE orales se han utilizado ampliamente durante décadas para tratar el dolor asociado con el uso excesivo del tendón.   Más recientemente, también se han administrado localmente a través de geles o parches. En general, la evidencia sugiere que tanto los AINE orales como los locales son eficaces para aliviar el dolor asociado con la tendinopatía a corto plazo. Sólo tres de los 17 estudios evaluados no mostraron mejoría con AINE. También parecen ser eficaces en el tratamiento de la bursitis aguda de hombro / tendinitis. Un estudio también mostró algo de éxito el tratamiento a largo plazo del dolor de hombro con naprosyn, aunque no tan eficaz como una inyección de corticosteroides en el tratamiento de la bursitis del hombro / tendinitis a las 4 semanas. Los pacientes que presentaron una duración más larga y una mayor severidad de los síntomas eran más propensos a tener una mala respuesta, tanto a la inyección de corticosteroides como a los AINE orales.

Los AINE no parecen tan eficaces en el tratamiento de la epicondilitis lateral o tendinopatía de Aquiles, pero hay una disminución del dolor a corto plazo (2 semanas). Sin embargo, hay poca evidencia para apoyar o refutar el uso de los AINE tópicos u orales a largo plazo. Además, el uso de los AINE a largo plazo aumenta el riesgo de úlcera gastrointestinal, problemas cardiovasculares y complicaciones renales asociadas con estos medicamentos. En general, un curso corto de los AINE parece una opción razonable para el tratamiento del dolor agudo asociado con el uso excesivo del tendón, en particular sobre el hombro. No hay pruebas claras de que los AINE sean eficaces en el tratamiento de la tendinitis crónica a largo plazo.

Fisioterapia

La fisioterapia se ha utilizado comúnmente para el tratamiento de tendinopatías. Hay, sin embargo, datos mixtos para apoyar su uso. El tipo de terapia que se usa puede ser muy variable de un terapeuta a otro, y los cirujanos ortopédicos a menudo no están involucrados en la elección del tipo de tratamiento utilizado. El estiramiento y fortalecimiento son un componente común en la mayoría de los programas de terapia, aunque también se utilizan otras modalidades, incluyendo ultrasonido, iontoforesis, masaje profundo de fricción transversal, terapia con láser de bajo nivel, y la hipertermia.

Fortalecimiento

Los programas de fortalecimiento se utilizan en el tratamiento de la tendinitis y se aprecia una mejoría en comparación con un "esperar y ver" durante 4 meses. Los otros ensayos clínicos que evalúan el fortalecimiento en comparación con otras modalidades de tratamiento, demostraron que son eficaces para el tratamiento del tendón de Aquiles y la tendinopatía rotuliana en los atletas, mejorando en los niveles de dolor. Después de un tratamiento de 12 semanas se mostró el adelgazamiento y la normalización de la estructura del tendón, tanto en la ecografía como en la resonancia magnética.

El protocolo de entrenamiento es así:

(A) El paciente comienza en posición de pie sobre una sola pierna, con el peso en la parte delantera del pie y el tobillo en flexión plantar completa.

(B) Mover el tendón de Aquiles excéntricamente.

Además, se han obtenido buenos resultados con la movilización y el fortalecimiento del manguito de los rotadores.

Otras modalidades

La **iontoforesis** y **fonoforesis** involucran el uso de radiaciones ionizantes, ultrasonido o administrar medicamentos a nivel local. El masaje de fricción transversal también se ha utilizado para tratar la tendinitis.

El **ultrasonido** terapéutico en la calcificación de la tendinitis del supraespinoso, pareció eficaz.

La **ecografía** es otra opción para el tratamiento de los trastornos musculoesqueléticos, especialmente en el tratamiento de la epicondilitis lateral.

La **hipertermia** se ha utilizado también en el tratamiento de la tendinitis e implica el uso de máquinas de calor profundo que combinan un sistema de enfriamiento superficial con un sistema de calentamiento por microondas. Esto aumenta la temperatura de los tejidos diana aproximadamente 4° C sin dañar la piel. Presumiblemente, este aumento de la temperatura resulta en un aumento del flujo de sangre y la curación posterior de la zona dañada. Hay mejoras en el dolor y la satisfacción del paciente en el grupo de hipertermia en comparación con el grupo de ultrasonido.

En resumen, existe alguna evidencia de que los programas de fortalecimiento excéntricos pueden ser eficaces en el tratamiento de la tendinitis, pero existe poca evidencia para apoyar el uso de la mayoría de las modalidades de terapia física, incluyendo la TLBI, iontoforesis, fonoforesis, ultrasonido terapéutico, o masaje de fricción profundo.

Uso de los corticoides

Las inyecciones de corticosteroides han sido un pilar en el tratamiento de la tendinitis, pero a. pesar de su uso generalizado, existe cierta controversia en cuanto a su utilidad y seguridad. Varios estudios demostraron un buen control del dolor a corto plazo ($\leq$ 6 semanas) con inyecciones de corticosteroides en pacientes con epicondilitis lateral y pinzamiento del hombro. La eficacia a largo plazo de las inyecciones de corticosteroides para la tendinopatía no se ha demostrado.

Las inyecciones de corticosteroides para la epicondilitis lateral no proporcionan ningún beneficio a largo plazo (6-12 meses) en comparación con placebo, los AINE, o la terapia física. Los beneficios a largo plazo de las inyecciones de corticosteroides subacromial para la tendinitis del manguito rotador, deben tenerse en cuenta.

Varios estudios demuestran un significativo nivel de mejora a corto plazo con el uso de los corticosteroides en el tratamiento de la inflamación del hombro. En contraste, varios autores no han encontrado mejoras.

Varios casos de ruptura del tendón de Aquiles se han declarado después de las inyecciones de corticosteroides en esta región. El punto clave aquí es que se inyecte el esteroide bajo guía fluoroscópica alrededor del tendón, pero no dentro de la sustancia del tendón. Al parecer, los riesgos asociados con las inyecciones de corticosteroides pueden ser minimizados mediante la inyección bajo una guía de imagen para asegurar que la inyección es paratendinous en lugar de intratendinosa.

Parches de trinitrato de glicerilo

El tratamiento de la tendinopatía con parches de trinitrato de glicerilo proporciona un uso diferente. El óxido nítrico (NO) es una molécula soluble producida por una familia de enzimas llamadas óxido nítrico sintasas (NOS). En grandes dosis puede ser tóxico, pero en dosis fisiológicas, más pequeñas, actúa como un mensajero celular y parece desempeñar un papel en la presión arterial, la memoria y la defensa del huésped. La adición mejora la cicatrización del tendón y promueve la curación.

Se utiliza por vía transcutánea a la zona de tendinopatía dolorosa mediante parches de 1.25-5 mg de nitroglicerina (NTG). Los ensayos evaluaron su efectividad en el tratamiento de la epicondilitis lateral, tendinitis de Aquiles, y tendinopatía del manguito rotador. Los parches se usan hasta que los síntomas se calmen.

Todos los tres estudios mostraron una mejoría en los grupos de tratamiento y además de la disminución del dolor, los pacientes demostraron una mayor potencia y mejora de la función en el área de interés. Lo más impresionante fue el porcentaje de pacientes que quedaron asintomáticos en las actividades de la vida diaria. En el estudio del codo de tenista, mejoraron un 81%, en la tendinitis aquílea un 78%, en la tendinitis del supraespinoso un 46%.

Hay algunas dudas de si el óxido nítrico simplemente tiene un efecto analgésico o un efecto curativo en el tratamiento de la tendinitis, pero podría ser curativo, mejorando la cicatrización.

Ondas de choque extracorpórea

La terapia con ondas de choque extracorpórea (ESWT) se emplea para el tratamiento de una serie de afecciones de los tejidos blandos, incluyendo la fascitis plantar, epicondilitis, tendinitis calcificada y del supraespinoso, y la tendinitis del tendón de Aquiles. La ESWT implica la entrega de una serie de ondas de choque de baja energía, directamente sobre el área dolorosa del tendón. El mecanismo por el cual proporciona alivio del dolor o mejora la curación del tendón, no está claro. Las fibras suelen comenzar a regenerarse en 14 días. También hay pruebas del desarrollo de tenocitos, factores de crecimiento de liberación en respuesta a TOCH que pueden promover la curación del tendón. La administración de ondas de choque para la tendinopatía de Aquiles aumenta la proliferación de tenocitos y del factor de crecimiento transformante-beta 1 y el factor de crecimiento de insulina 1.

Los datos más convincentes se observan en el tratamiento de la tendinitis calcificada del supraespinoso y del manguito rotador con una mejoría en las puntuaciones de dolor y una disminución en el tamaño de los depósitos de calcio en las radiografías. Una ventaja para el tratamiento de la tendinitis calcificada con este método, es la capacidad de visualizar el área de la patología y orientar esta zona con las ondas de choque. Sin embargo, la mayoría de los estudios de evaluación de TOCH para el tratamiento de la epicondilitis lateral, no aportan ventajas. No está demostrada la inocuidad en el tratamiento del tendón de Aquiles en los pacientes de mayor edad.

Escleroterapia

La escleroterapia implica la inyección de una sustancia química en un vaso sanguíneo, lo que resulta en la esclerosis de dicha zona. El polidocanol se utiliza como agente esclerosante en todos los estudios. La razón para el uso de la escleroterapia en tendinopatía se basa en la constatación de que existe una proliferación de pequeños vasos sanguíneos en las áreas de tendinopatía. Las fibras nerviosas parecen viajar en estrecha proximidad a estas áreas de neovascularización y es posible que estas fibras nerviosas sean las generadoras de dolor en la tendinopatía. En teoría, la inyección de un agente esclerosante en las áreas de neovascularización no sólo podría esclerosar los vasos, sino también puede erradicar las fibras nerviosas generadoras del dolor. Estas inyecciones se realizaron bajo guía de ultrasonido Doppler.

La ecografía de alta resolución con Doppler se realizó en todos los estudios para localizar las áreas de neovascularización y para guiar la inyección del agente esclerosante polidocanol. La mejoría se logró a los 6-8 meses de tratamiento. A los 2 años de seguimiento, 38 de los 42 pacientes estaban satisfechos con sus resultados y mostraron una considerable disminución en las puntuaciones medias de dolor.

Aunque las inyecciones de polidocanol parecen proporcionar alivio del dolor, no está claro cuál es el papel que pueden desempeñar en la curación del tendón en la tendinopatía. La ablación de la neovascularización con agentes esclerosantes es una opción prometedora en el tratamiento de la tendinitis.

Cirugía

La cirugía es a menudo considerada como la última opción en el tratamiento de la tendinitis que persiste después de agotar todas las opciones no quirúrgicas. El procedimiento más comúnmente descrito es el desbridamiento quirúrgico abierto del tendón involucrado o tejido peritendinoso con la reparación o el aumento del tendón, según sea necesario.

Se consiguen buenos resultados en el tratamiento de pacientes con peritendonitis crónicas, pero sólo el 69% al incluir los pacientes con degeneración sustancial de Aquiles que se realizó desbridamiento del tendón. Hay resultados satisfactorios en el 87% de los pacientes con paratendonitis y el 67% en aquellos con tendinosis.

La cirugía también se ha defendido para la epicondilitis lateral que ha fracasado el tratamiento conservador.

También se describe una tasa de mejoría del 97,7% con su procedimiento de desbridamiento abierto con el 85,2% de los pacientes que regresan a la plena actividad.

Los resultados de opciones quirúrgicas para tendinopatía del manguito rotador son difíciles de interpretar. A menos que haya una rotura parcial o de grosor completo del manguito rotador, el tendón en sí no se aborda. La extracción de la bolsa que incide en el hueso del acromion anterolateral, parece proporcionar buenos resultados en la gran mayoría de los ensayos publicados.

No hay una gran cantidad de evidencia disponible sobre el mejor tratamiento una vez que el tendón está degenerando y parcialmente roto. Si el manguito rotador está desgarrado se apoya la reparación del tendón desgarrado haciendo un acromioplastia.

La artroscópica o desbridamiento abierto de la tendinitis calcificada crónica, también parece una buena opción si los pacientes no quieren someterse al tratamiento no quirúrgico. La mejoría en el dolor con una disminución de los depósitos de calcio residuales ha sido demostrada después de la cirugía, en comparación con los pacientes tratados sin cirugía.

Las tasas de fracaso pueden ser del 20% al 30%, con algunos de estos procedimientos, y es difícil predecir los resultados después de la cirugía. Por esta razón, la cirugía sigue siendo la última opción en el tratamiento de la mayoría de los casos de tendinopatía y otras opciones deben ser exploradas.

Factores de Crecimiento

Los factores de crecimiento han despertado un creciente interés en el campo de la lesión en el tendón y reparación. Aunque no hay tratamientos actualmente disponibles, muchos de estos factores facilitan la curación. El aumento de los niveles de factores de crecimiento, incluyendo el factor-1 de crecimiento tipo insulina, factor de crecimiento transformante beta-1, y el factor de crecimiento derivado de plaquetas, se producen después de la lesión del tendón. Además, varios estudios preliminares sugieren que la adición de factores de crecimiento exógenos a un tendón lesionado puede mejorar la cicatrización y reparación. Por ejemplo, la adición de la proteína derivada de cartílago-2 morfogénica produce un aumento en la fuerza y la organización del tendón reparado.

Aunque la aplicación de factores de crecimiento para aumentar la reparación del tendón parece factible, no está claro si hay un papel para los factores de crecimiento en el tratamiento de la tendinitis. El aumento de los niveles de factor de crecimiento transformante beta 1 y el factor-1 de crecimiento de insulina ha sido demostrado en las áreas de la tendinitis, pero esto no parece suficiente para curar la lesión en el tendón. Una posible explicación es la ausencia de receptores apropiados o proteínas de unión necesarios para el factor de crecimiento de las vías de señalización.

Un método posible para introducir una variedad de factores de crecimiento a un área de la tendinopatía, es a través de la inyección de plasma rico en plaquetas o sangre autóloga. Los estudios demuestran una mejoría en el dolor en comparación con el valor basal después de la inyección de sangre autóloga en el tratamiento de la epicondilitis lateral, epicondilitis medial y la tendinosis patelar. En un estudio controlado con inyecciones de plasma rico en plaquetas en el tratamiento de la epicondilitis lateral, los resultados fueron de una mejora del 60% en las puntuaciones de dolor.

Células Madre

La aplicación de la tecnología de células madre para el tratamiento de enfermedades degenerativas del sistema musculoesquelético, como la tendinitis es muy atractiva. En teoría, las células madre pluripotentes se pueden aislar y luego entregadas a un área de necesidad, tal como un tendón en una articulación degenerativa o artrítica. Una vez que las células madre están en el lugar deseado, pueden producir células pluripotenciales. La tecnología de células madre se está aplicando actualmente a la creación de tendones y ligamentos injertos y en la mejora de la incorporación del injerto, así como en la reparación del tendón de Aquiles.

Discusión

La tendinopatía es una condición común y a menudo debilitante, que puede ser muy difícil de tratar. La dosis, duración del tratamiento, duración del seguimiento, el tipo de controles, y la gravedad / duración de los síntomas, tienden a variar según el terapeuta.

Los resultados más plausibles indican que los métodos de tratamiento tradicionales, incluyendo una aplicación corta de AINE y fisioterapia, son una primera línea de tratamiento razonable. También se sugiere ejercicios de fortalecimiento excéntrico, pero las modalidades de terapia física como la iontoforesis, ultrasonidos, fonoforesis, y el tratamiento con láser de bajo nivel, carecen de pruebas suficientes en este momento. Los corticosteroides proporcionan alivio temporal del dolor, pero no parecen tener ningún beneficio a largo plazo. Cuando estas modalidades fallan, otras opciones deben ser consideradas, como los parches de trinitrato de glicerina, ya que su efectividad da lugar a una morbilidad mínima.

El ESWT es una excelente opción para la tendinopatía calcificante del hombro, pero se requieren pruebas más rigurosas antes de abogar por su uso para otros tipos de tendinopatía. Las inyecciones de polidocanol esclerosantes parecen proporcionar alivio del dolor si el tendón involucrado ha documentado su neovascularización vista en la ecografía Doppler.

El desbridamiento quirúrgico sigue siendo la última opción para el tratamiento de la tendinitis, porque tiene un costo considerable y un modesto éxito en el tratamiento de la tendinitis crónica. En el futuro, los factores de crecimiento y / o células madre pueden proporcionar un beneficio, ya que potencialmente podrían revertir el proceso degenerativo y estimular la regeneración de tendón sano.

CAPÍTULO 7

REMEDIOS NATURALES PARA LA TENDINITIS

Si está experimentando síntomas de una tendinopatía, es importante que acuda a su médico para ser diagnosticado correctamente. Aunque algunos remedios naturales son prometedores, no ha habido suficiente investigación en este punto para sacar la conclusión de que son totalmente eficaces. Éstos son algunos de los remedios naturales más populares para la tendinitis.

NUTRIENTES

Boswellia

La resina pegajosa del árbol boswellia tiene una larga historia de uso en la medicina herbolaria de la India como tratamiento para la artritis, bursitis, enfermedades respiratorias y diarrea.

La creciente evidencia sugiere que la boswellia tiene efectos antiinflamatorios. Sobre esta base, la hierba ha sido probada para una serie de condiciones en las que está implicada la inflamación o irritación, incluyendo enfermedades dolorosas como bursitis, osteoartritis, artritis reumatoide y tendinitis. Por la misma razón, también ha sido probada para el asma y la enfermedad inflamatoria intestinal (colitis ulcerosa o enfermedad de Crohn). Además, la boswellia se ha mostrado prometedora para la colitis colágena y el glioma maligno (un tipo de tumor cerebral incurable).

El uso de la boswellia parece disminuir los síntomas, probablemente al disminuir la inflamación en el cerebro (al igual que a través de otros mecanismos). Sin embargo, esto no ha sido probado, y las personas con cáncer deberán usarla bajo asesoramiento médico.

Bromelina

La bromelina en realidad no es una sola sustancia, sino una colección de enzimas digestivas de proteínas (también llamadas enzimas proteolíticas) que se encuentran en el jugo de piña y el tallo de las plantas de la piña.

Se produce principalmente en Japón, Hawai y Taiwán y muchas de las investigaciones originales se llevaron a cabo en los primeros dos lugares. Posteriormente, los investigadores europeos desarrollaron un interés por esta enzima y en 1995 la bromelina se había convertido en el producto individual más común de las hierbas vendidas en Alemania.

Se emplea en Europa como auxiliar en la recuperación de la cirugía y en las lesiones atléticas, así como para tratar la sinusitis y la flebitis.

Otros usos recomendados de la bromelaína incluyen la insuficiencia venosa crónica (íntimamente relacionada con las venas varicosas), hemorroides, otras enfermedades de las venas, moretones,

la artritis reumatoide, la gota, la colitis ulcerosa, y la dismenorrea (dolor menstrual). Sin embargo, no hay evidencia real de que la bromelina sea efectiva en todos los pacientes.

Condroitina

El sulfato de condroitina es una sustancia de origen natural, un constituyente del cartílago, el tejido conjuntivo resistente y elástico que se encuentra en las articulaciones. La única fuente es el cartílago animal.

Este mucopolisacárido ayuda en la lubricación de las articulaciones y en su proceso de reconstrucción. También se cree que bloquea las enzimas que destruyen al cartílago en las articulaciones. Otra teoría sostiene que la condroitina aumenta la cantidad de ácido hialurónico en las articulaciones, un líquido protector que las mantiene lubricadas. También tiene un efecto antiinflamatorio moderado, ayudando a la prevención de daños en el tejido conductivo o conectivo.

Durante años, los expertos declararon que la condroitina oral probablemente no podía funcionar debido a que sus moléculas son tan grandes que parece dudoso que puedan ser absorbidas a través del tracto digestivo. Sin embargo, en 1995 los investigadores descartaron esta objeción cuando encontraron evidencia de que hasta un 15% de condroitina se absorbe de manera intacta.

Estudios que involucran un total de varios cientos de participantes sugieren que la condroitina puede aliviar los síntomas de la osteoartritis, entre otras afecciones. Un estudio reclutó a 85 personas con osteoartritis de la rodilla y les dio seguimiento durante 6 meses. Los participantes recibieron 400 mg de sulfato de condroitina dos veces al día o un placebo. Al final de la prueba, los doctores calificaron la mejoría como buena o muy buena en el 69%

de aquellos que tomaban sulfato de condroitina pero sólo en un 32% de aquellos que tomaban el placebo.

Otra forma de comparar los resultados fue observar la velocidad máxima para caminar entre los participantes. Mientras que los individuos en el grupo de la condroitina pudieron mejorar poco a poco su velocidad para caminar en el curso de la prueba, esta velocidad no mejoró para nada en el grupo con placebo. Además, hubo mejorías en otras medidas, tales como el nivel de dolor, observándose beneficios en sólo 1 mes. Esto sugiere que la condroitina puede evitar que las enfermedades osteomusculares empeoren poco a poco.

Se observaron buenos resultados en una prueba doble ciego de 12 meses que comparó la condroitina contra un placebo en 104 individuos con artritis en la rodilla, así como en una prueba de 12 meses con 42 participantes.

También se observaron beneficios en otras dos pruebas doble ciego controladas por placebo que involucraban a un total de más de 350 individuos.

Otro estudio doble ciego comparó la condroitina con el medicamento antiinflamatorio diclofenaco y encontró beneficios equivalentes.

Otros estudios combinaron la glucosamina con la condroitina. Un estudio doble ciego controlado con placebo en 93 personas con artritis en la rodilla y de 6 meses de duración, descubrió que una combinación de glucosamina y condroitina (junto con manganeso) fue más efectiva que el placebo.

En un estudio doble ciego controlado con placebo de 42 personas afectadas que duró 1 año, los participantes que tomaron condroitina no presentaron un empeoramiento progresivo de las articulaciones durante el período de estudio, mientras que aquellos del grupo que tomaba placebo presentaron un daño progresivo en las articulaciones.

Aplicaciones:

Osteoartritis

Enfermedades con componente inflamatorio y doloroso muscular.

Psoriasis

Cistitis intersticial

Presión intraocular y queratoconjuntivitis

Síndrome del ojo seco

Cálculos renales

Leucemia

Osteoporosis.

Glucosamina

La glucosamina, un amino azúcar, es el punto de partida en la síntesis de los mucopolisacáridos, la base de los tejidos conectivos tales como el colágeno, la matriz del hueso, y las membranas. La D-glucosamina de fuentes exógenas es incorporada a la vía metabólica de la síntesis de glucosaminoglucanos. En estudios in vitro se observó que estimula la producción de proteoglucanos y aumenta la captación de sulfato por el cartílago articular. También inhibió la respuesta inflamatoria contra agentes inespecíficos como el ácido acético, pero no tiene actividad contra serotonina, bradiquinina o histamina ni propiedades analgésicas. No afecta a la ciclooxigenasa, por lo que es considerada un agente antirreactivo más que un antiinflamatorio. En teoría, la administración de glucosamina exógena estimularía la síntesis de matriz cartilaginosa y brindaría protección inespecífica contra el daño químico. Su administración como sal sulfato proporcionaría al cartílago articular la hexosamina precursora y el anión sulfato necesarios para la síntesis de glucosaminoglucanos.

La actividad terapéutica del sulfato de glucosamina oral fue comparada con el placebo en un estudio italiano aleatorizado, controlado, doble ciego, de 30 días de duración. Ochenta pacientes internados con osteoartritis establecida recibieron 2 cápsulas de 250 mg de sulfato de glucosamina, tres veces por día o la dosis equivalente de placebo. Todos los síntomas fueron clasificados en una escala de gravedad progresiva de 0 a 4. El dolor articular fue significativamente menor en el grupo tratado con glucosamina después de 7 días. Al cabo de 2 semanas, la disminución de la sensibilidad articular y de la tumefacción, como así también de la limitación de los movimientos activos, fue considerablemente más acentuada en los tratados con glucosamina. En éstos también fue significativamente menor la limitación de los movimientos pasivos después de 21 días. En el grupo de tratamiento activo, la reducción de la suma del puntaje de síntomas fue de 72% en comparación con un 36% en el grupo que recibió placebo.

Se comparó la eficacia y tolerabilidad de la glucosamina oral con las del ibuprofeno oral en un estudio doble ciego, controlado, aleatorizado desarrollado en Portugal. Cuarenta pacientes externos con osteoartritis unilateral de la rodilla, sin complicaciones mayores, recibieron 2 cápsulas de 250 mg de sulfato de glucosamina, tres veces por día con las comidas durante 8 semanas. El grupo de comparación recibió 2 cápsulas de 200 mg de ibuprofeno con la misma frecuencia. La intensidad del dolor se calificó en una escala de 0 a 3 en orden creciente. El puntaje fue significativamente menor para el ibuprofeno en comparación con placebo en la semana 1, pero fue aún más bajo para la glucosamina, en comparación con ibuprofeno, en la semana 8. Los puntajes de dolor fueron considerablemente más bajos que al inicio del tratamiento después de la semana 1 con el ibuprofeno y después de la semana 2 con la glucosamina.

La glucosamina está disponible en tres formas: Sulfato de glucosamina, hidrocloruro de glucosamina y N-acetil glucosamina. Todas las tres formas se venden como tabletas o cápsulas. Un estudio proporciona evidencia de que el clorhidrato de glucosamina y el sulfato de glucosamina son igualmente eficaces.

Los suplementos de glucosamina se derivan de la quitina, una sustancia encontrada en las cáscaras de los camarones, langostas y cangrejos.

En resumen:

La glucosamina ayuda restablecer el espesor de los líquidos lubricantes alrededor de las articulaciones para amortiguar y facilitar el movimiento natural de ellas.

Favorece la incorporación del azufre dentro del cartílago.

Repara los tendones y ligamentos.

Mantiene un óptimo nivel de líquido sinovial.

Repara los ojos, la piel, las uñas y las mucosas de los tractos digestivo, urinario y respiratorio.

Un efecto aún más interesante es que se comporta como un inmunomodulador en las enfermedades autoinmunes, especialmente aquellas que afectan al sistema muscular y articular.

Aplicaciones:

Es de especial interés en prevenir lesiones relacionadas con esguinces, tendinitis, etc., acelerando su curación.

Efecto antiinflamatorio en articulaciones.

Efecto analgésico moderado.

Existe alguna evidencia de que la condroitina podría ir más allá del tratamiento de los síntomas y de hecho protege las articulaciones del daño. Los tratamientos médicos actuales para la osteoartritis, tales como los fármacos antiinflamatorios no esteroideos (AINE), tratan los síntomas pero de hecho no retardan la progresión de la enfermedad, y podrían empeorarla más rápido. La condroitina (junto con la glucosamina puede ser el tratamiento adecuado de las enfermedades osteomusculares a un nuevo nivel.

MSM

Es un suplemento natural que cura los tejidos a nivel celular y tiene efectos anti-inflamatorios. EL MSM tiene un papel de liderazgo para ayudar a aliviar el dolor. Añade flexibilidad y la permeabilidad a las membranas celulares, facilitando el transporte de fluidos y de nutrientes dentro y fuera de las células (y la liberación de toxinas atrapadas). También tiene el efecto de suavizar el tejido, ayudar a igualar la presión en las células. Así que es un remedio natural perfecto para la tendinitis.

Sílice

Este mineral que compone nada menos que la cuarta parte de la corteza terrestre, apenas si ha sido investigado en nutrición humana. Después del oxígeno es el elemento más importante en La Tierra, siendo muy similar al carbono, otro de los elementos básicos para la vida tal y como la conocemos. Conserva muchas similitudes con este elemento esencial, aunque los enlaces de sus átomos están aún más fuertemente ligados entre sí, lo que le hace estructuralmente fuerte y muy estable.

Está presente en todos los seres vivos, especialmente en aquellos tejidos fuertes o sólidos como los tendones, el pelo, la piel, el tejido conjuntivo, los huesos, la tráquea y el colágeno. También lo podemos encontrar en menor proporción en la esclerótica del ojo, los riñones, la piel, los pulmones y la sangre.

Funciones corporales

Esencial en el desarrollo del sistema óseo y el mantenimiento de los ya formados.

Forma el tejido conjuntivo y mantiene las articulaciones en buen estado.

Es catalizador del azufre, el fósforo y el calcio.

Forma parte del colágeno.

Mantiene la pared arterial en buen estado, conservando su elasticidad.

Ayuda al mantenimiento de la tensión arterial correcta.

Es necesario en el crecimiento de las uñas, pelo y piel sana.

Procedencia:

La Cola de Caballo, una popular planta que crece silvestre en todo el mundo, es una de las mejores fuentes de sílice que podemos encontrar. Basta una infusión diaria para asegurarnos dosis óptimas de este mineral. También lo encontramos en los cereales integrales, la levadura de cerveza, el germen de trigo, la alfalfa, las semillas de calabaza y sandía, así como en las hortalizas de hoja verde, las manzanas, las peras, los puerros, la coliflor y los ajos. La popular cerveza también es otra fuente interesante de silicio, lo mismo que las algas marinas y los brotes de bambú.

La dosis diaria recomendada es de 30 mg.

Aplicaciones:

Flojedad en los ligamentos, especialmente de los tobillos.

Trastornos en la osteogénesis (fracturas que tardan en solidificarse), osteoporosis y otras enfermedades degenerativas.

Reconstitución del tejido óseo, deficiencia intelectual, atonía cerebral, verrugas y prostatitis.

Todas las alteraciones de las uñas (manchas blancas), dientes y huesos.

Raquitismo y huesos débiles o poco desarrollados.

Caries.

Poco crecimiento, tanto óseo como muscular.

Arteriosclerosis.

Hipertensión.

Dolores articulares, menisco inestable.

Vejez prematura.

Senos flojos, caídos.

Ciática.

Artritis reumatoide.

Mala circulación por alteración de la pared vascular.

Enfermedades degenerativas del corazón.

Intoxicaciones por mercurio.

Agotamiento nervioso por desaliento.

Dispepsia con eructos.

Estreñimiento.

Retortijones intestinales.

Cálculos renales con infección.

Ulceraciones de piel con pus.

Otitis.

Abscesos supurados.

Celulitis.

Niños débiles, delgados.

Disfunciones neurovegetativas.

Sensibilidad extrema al frío.

Toxicidad:

No se conocen casos de toxicidad por ingerir tabletas o suplementos de silicio, aunque sí por inhalarlo. El polvo de silicio, presente en numerosas minas, se incrusta con gran facilidad en los pulmones y puede dar lugar con relativa frecuencia a enfermedades profesionales como la silicosis. Por fortuna, si la persona está sana y no es fumador, la mayor parte se elimina como ácido silícico, por lo que deja de ser tóxico.

Otra forma de ingerirlo involuntariamente es en los alimentos procesados, ya que es un aditivo muy utilizado para evitar que los alimentos se apelmacen o para que no se forme espuma.

Flavonoides

Las frutas cítricas son bien conocidas por proveer amplias cantidades de vitamina C y bioflavonoides, sustancias que no son necesarias para la vida pero que pueden mejorar la salud. La anteriormente denominada como vitamina P, era realmente una serie larga de elementos presentes en los cítricos. Los principales bioflavonoides encontrados en las frutas cítricas son diosmina, hesperidina, rutina, naringina, tangeretina, diosmetina, narirutina, neohesperidina, nobiletin y quercetina.

Las diferentes marcas de jugos cítricos pueden variar ampliamente en sus concentraciones y. composición de bioflavonoides. Para su uso como suplemento, los bioflavonoides son extraídos ya sea de frutas cítricas u otras fuentes herbales, como del trigo sarraceno.

Los bioflavonoides cítricos y las sustancias relacionadas se utilizan ampliamente para tratar enfermedades de los vasos sanguíneos y el sistema linfático, incluyendo las hemorroides, insuficiencia venosa crónica, úlceras en las piernas, aparición de moretones, sangrado por la nariz, y el linfedema después de la cirugía del cáncer de mama.

Estos compuestos se cree que actúan fortaleciendo las paredes de los vasos sanguíneos, además de su efecto antioxidante. Sin embargo, mientras que sí tienen actividad antioxidante en el tubo de ensayo, la evidencia creciente sugiere que no actúan como antioxidantes en las personas.

Creatina

La creatina es una sustancia natural que desempeña un papel importante en la producción de energía en el cuerpo. El cuerpo la convierte en fosfocreatina, una forma de energía almacenada usada por los músculos.

Aunque la evidencia para la creatina no es definitiva, se emplea ampliamente en los suplementos deportivos. Numerosos estudios sugieren que puede incrementar el rendimiento atlético en los deportes que implican arranques intensos pero cortos de actividad.

La teoría detrás de su uso es que la creatina suplemental puede acumular una reserva de fosfocreatina en los músculos para ayudar a ejecutar las exigencias, así como también podría ayudar al cuerpo a hacer nueva fosfocreatina más rápidamente cuando se usa para actividad intensa.

Fuentes:

Aunque algo de creatina existe en la dieta diaria, no es un nutriente esencial ya que el cuerpo puede producirla de los aminoácidos L-arginina, glicina y L-Metionina. Siempre que se coma suficientes proteínas (la principal fuente de estos aminoácidos), el cuerpo fabricará toda la creatina que se necesite para una buena salud.

La carne (incluyendo el pollo y el pescado) es la fuente más importante de creatina y para los bloques constructores de aminoácidos. Por esta razón, los atletas vegetarianos podrían beneficiarse potencialmente de su suplemento de creatina.

Manganeso

En 1774 el investigador Schule descubrió el manganeso en la ceniza de algunos vegetales, siendo Gabriel Bertrand quien investigó posteriormente su papel en la activación de lactasa y su presencia en la sangre, los huesos, el hígado, los riñones, el páncreas, la epífisis y la retina. También se encuentra manganeso en el pigmento de los mariscos y en los cabellos, uñas y huesos de los animales.

Un adulto sano tiene aproximadamente unos 20 mg de manganeso corporal; sin embargo, su acción no está influida por la cantidad sino simplemente por su presencia, aunque sea a muy bajas dosis. Esto explica que no se conozcan deficiencias en manganeso en el hombre a pesar de que apenas si absorbemos el 5% del total ingerido. Su absorción puede quedar bloqueada por el hierro, el calcio o el fósforo, eliminándose el exceso por heces en una cantidad aproximada de 4 mg/día.

Funciones orgánicas:

No es un elemento nutriente como los demás minerales, sino que lo podemos considerar como un catalizador, algo que debe estar presente para que se realicen funciones vitales, radicando su importancia en que es capaz de actuar así en docenas de funciones.

Aunque los estudios sobre este mineral no han hecho nada más que empezar, sabemos que influye en la formación del niño durante el embarazo e incluso que es decisivo para que se realicen las contracciones uterinas que avisan de la inminencia del parto. También y por motivos que se desconocen, aseguran un parto poco doloroso y sin complicaciones.

Reduce la predisposición mórbida a padecer enfermedades alérgicas y artríticas, y cuando la enfermedad está ya declarada acorta el proceso.

Participa en la formación de los ácidos nucleicos.

Es necesario para el buen rendimiento del sistema nervioso a través de su acción sobre la colina.

Interviene en el metabolismo de las vitaminas C, H, B-1 y E.

Participa en la formación de la hemoglobina.

Es uno de los elementos esenciales en el ciclo de Kreps, interviniendo, por tanto, en la producción de la energía.

Interviene en la producción hormonal, especialmente las hormonas tiroideas, sexuales y pancreáticas.

Funciona como catalizador en el control del colesterol y la producción de glucógeno hepático.

Ayuda al crecimiento infantil a través de su acción sobre la síntesis de las proteínas.

Mejora la respuesta del organismo ante las enfermedades infecciosas y estimula la formación de anticuerpos e interferón endógeno.

Favorece la regeneración del sistema articular, óseo y cartilaginoso.

Aplicaciones:

Anemia ferrocítica o hipocrómica, diabetes, fatiga, falta de coordinación muscular, obesidad, nerviosismo, arteriosclerosis, epilepsia en niños, miastenia grave, varias formas de ataxia y esquizofrenia. El manganeso tiene un importante rol como antioxidante, protege al cuerpo del déficit en oxígeno, regula el tiroides, mejora las anemias, la dismenorrea, la gota los dolores articulares y los eczemas. Posee un papel decisivo en la resolución de alergias alimenticias, rinitis alérgica, disfunción prostática, irritabilidad de carácter, fatiga, asma, variaciones de tensión acompañada de cefaleas y problemas visuales y vértigos, miocarditis seniles, úlceras gastroduodenales, cólicos por insuficiencia hepática, enfermedades del hígado y vesícula biliar, litiasis úrica, falta de memoria, jaquecas acompañadas de trastornos digestivos y oculares, dolores articulares tipo artrítico, astenia matinal.

Es uno de los oligoelementos que protege al cuerpo por su efecto antioxidante, por ello lo podemos utilizar en los episodios de infecciones gripales repetidos, en los trastornos de la memoria, y junto al cobre en los niños con enfermedades respiratorias de repetición.

Estas son las aplicaciones no carenciales más recomendadas:

Artritis y artrosis, reumatismos.

Alergias en general, especialmente de vías respiratorias, incluidas las de tipo asmático.

Jaquecas espasmódicas vasculares o de origen hepático.

Urticarias, eczemas, picores y alergias cutáneas.

Taquicardias, alteraciones de la tensión arterial (descompensada, variable).

Aumento en la velocidad de sedimentación globular.

Intolerancias digestivas de origen hepático.

Hipertiroidismo.

Dismenorreas, metrorragias, dificultades preparto.

Mal drenaje de los productos catabólicos.

Exceso de colesterol.

Alteraciones del comportamiento con irritabilidad y ansiedad.

Náuseas y vómitos inespecíficos.

Ataxias, distrofias musculares, falta de energía.

Zumbidos de oído, otosclerosis, hipoacusias.

Ceguera.

Esclerosis múltiple.

Comportamiento inquieto, esquizofrenia leve.

Epilepsia infantil.

Altos niveles de cobre.

Enfermedades cardiacas.

Acetonemia infantil.

Colitis por ansiedad.

Ulcera gastroduodenal por nerviosismo.

Cistitis infecciosa.

Preventivo de la prostatitis.

Litiasis renal.

Tuberculosis renal evolutiva.

Parotiditis con espasmofilia.

Ciática.

Falta de memoria en adultos.

Degeneración grasa del hígado.

PLANTAS MEDICINALES

ÁRNICA

Arnica montana

Botánica:

Especie protegida, se hizo popular a finales del siglo pasado por su propiedad de provocar estornudos. Tiene una altura de 30 cm. y sus flores periféricas son de color amarillo anaranjado, creciendo bien en alturas superiores a los 1000 metros en un terreno calizo.

Recolección:

Hay que esperar que florezca, entre junio y agosto, y secar rápidamente a la sombra con una temperatura no superior a los 35° C.

Partes utilizadas:

Se emplean las flores.

Composición:

Contiene tanino, fitosterina, inulina, arnicina, ácido palmítico, flavonoides, ácidos fenólicos, alcoholes terpénicos, betaína, colina y manganeso.

Usos medicinales:

Internamente es estimulante de la circulación, astringente y antiespasmódica. Es eficaz para la insuficiencia cardiaca moderada y severa, la insuficiencia circulatoria en extremidades y los espasmos gástricos. Como estimulante circulatorio tiene la propiedad de actuar con mucha rapidez, aunque hay que ser muy prudente con la dosis. Estimula la función biliar y excita sensiblemente el sistema nervioso.

Externamente es antiinflamatoria y antibiótica moderada, es un eficaz remedio contra golpes, contusiones y traumatismos en general, aunque no se puede aplicar cuando hay heridas abiertas o hemorragias.

Baja la inflamación y anula el dolor rápidamente.

Tiene sinergia internamente con el Ginkgo Biloba en la insuficiencia cerebral y con el Espino Blanco en la insuficiencia coronaria.

Otros usos:

La raíz seca y pulverizada se ha empleado en la antigüedad para provocar estornudos. Es eficaz en la apoplejía, calcificación vascular, ciática, espasmo cardiaco y abscesos purulentos.

Toxicidad:

Su grado de toxicidad es medio, aunque depende de la dosis. Su uso por vía interna es muy eficaz pero debe ser dirigido por un especialista.

Externamente no es tóxica pero en concentraciones altas puede tener un efecto vesicante. Por su contenido en arnicina, de efectos similares a la estricnina, se recomienda no emplearla frecuentemente por vía interna.

Sus efectos secundarios pueden eliminarse con el apio.

BARDANA

Arctium lappa

Botánica:

Planta de la familia de las Compuestas, de raíz robusta, tallo ramoso y hojas anchas y rugosas. De flores purpúreas, en cuyas cabezuelas está encerrado un involucro provisto de brácteas ganchudas que le permiten pegarse al pelo de los animales. Se encuentra en lugares áridos no cultivados.

Recolección:

En pleno verano.

Partes utilizadas:

Se emplean las raíces.

Composición:

Tiene polienos, ácidos alcoholes, taninos e inulina, además de un principio antibiótico eficaz contra el estafilococo dorado en la raíz. Las hojas, artiopicrina, calcio y magnesio.

Usos medicinales:

Antidiabética, depurativa y antibiótica. Es uno de los mejores depurativos que existen, pudiéndose emplear indistintamente por vía oral o tópica con el mismo éxito. Es eficaz, por tanto, en el acné, dermatosis, vitíligo, psoriasis, caída del cabello y como antibiótica en la mayoría de las infecciones, aunque de manera especial en amigdalitis y sarampión. Tiene igualmente propiedades insuperables contra la gota, la eliminación del ácido úrico y la diabetes. Se le atribuyen propiedades antitumorales dignas de ser tenidas en cuenta. Produce un aumento benéfico de la sudación y es eficaz en las enfermedades febriles. Externamente es el tratamiento de elección en las dermatosis, forúnculos, ántrax, alopecia, caspa, hongos, infecciones vaginales y lavado de heridas infectadas.

Su efecto contra el ácido úrico contribuye a eliminar las inflamaciones.

Otros usos:

Su sinergia se encuentra con la Fumaria en los tratamientos depurativos y con la Equinácea en las heridas y las enfermedades infecciosas.

La raíz cocida es comestible y nutritiva.

Toxicidad:

No tiene, aunque hay que tener en cuenta su efecto hipoglucemiante.

CASTAÑO DE INDIAS

Aesculus hippocastanum

Botánica:

Árbol robusto que pertenece a la familia de los Hippocastanaceas y alcanza una altura de 25 metros. Sensible a las bajas temperaturas, crece muy rápido y se le puede encontrar en parques y bordes de caminos fértiles.

Recolección:

Los frutos están dentro de unas cápsulas que al madurar liberan hasta tres semillas, conocidas como castañas incomestibles. Las flores se abren en mayo y las cápsulas verdes se desarrollan en otoño.

Partes utilizadas:

La pulpa de los frutos

Composición:

Flavonoides, saponinas, escina y catequina en las semillas.

Fraxina, aesculina y tanino en la corteza

Pectina, potasio, saponina, calcio y fósforo en su pericarpio.

Usos medicinales:

Astringente, venotónica, antitusígena. Es uno de los remedios más empleados para el tratamiento de las enfermedades venosas, incluida la tromboflebitis, equimosis y hemorroides. Puede ser empleada como antihemorrágico suave en metrorragias y epistaxis nasales.

No se sabe exactamente cómo funciona la escina, pero las teorías dicen que sella las fugas capilares, mejorando la fuerza elástica de las venas, previniendo la liberación de enzimas (conocidas como hidrolasas de glicosaminoglicano) que rompen el colágeno y ocasiona agujeros en las paredes capilares, disminuyendo inflamación, y el bloqueo de otros varios eventos fisiológicos que conducen daño a las venas.

Otros usos:

Se suele confundir con el castaño comestible, el cual posee semillas comestibles. Las de esta variedad no se deben comer. Es útil en los trastornos reumáticos que afecten a la región sacroilíaca, en la amigdalitis y laringitis. También en los dolores urentes y lacerantes en el ano.

Un estudio doble ciego con 70 personas descubrió que aproximadamente 10 g de gel de escina al 2%, aplicado externamente a los moretones en una dosis simple 5 minutos después de que aparecíeran, redujo la sensibilidad del moretón.

Toxicidad:

Su grado de toxicidad es bajo en dosis normales. A dosis altas puede producir irritación gástrica.

CÚRCUMA

Curcuma longa

Botánica:

Planta vivaz de la familia de las Cingiberáceas. Suele alcanzar un metro de altura, tiene 5 o 10 hojas de pecíolo largo, flores blancas o amarillas y un gran rizoma.

Composición:

Principio amargo, resina, almidón y ácidos orgánicos.

Partes utilizadas:

Las raíces y hojas

Usos medicinales:

Se emplea como tónico estomacal pues estimula la producción de jugos gástricos, siendo adecuado para abrir el apetito y en la hipoclorhidria. Es colagoga, carminativa y reduce el colesterol. Es un potente antiinflamatorio.

Otros usos:

Forma parte de la salsa curry, mezclada con coriandro, jengibre, comino, nuez moscada y clavo.

Toxicidad:

Tiene efecto anticoagulante.

HARPAGOFITO (Garra del diablo)

Harpagophytum procumbens

Botánica:

Pertenece a las Pedaliáceas. Se trata de un fruto ramoso y leñoso equipado con barbas que parecen una garra. Crece en terrenos arenosos y arcillosos, junto a los caminos. Los brotes salen de la raíz primaria y yacen sobre el suelo. Se cultiva industrialmente en países africanos en terrenos muy profundos de suelo arenoso y arcilloso, generalmente cerca de los caminos que bordean lugares húmedos. Los brotes salen de una raíz tuberosa primaria de hasta 150 cm. de largo que se arrastra por el suelo. Sus hojas son pecioladas, erectas y lobuladas, mientras que de las axilas crecen flores de un color púrpura intenso similares a las del Digital. A lo largo de los bordes de las raíces existen unas protuberancias que se enganchan a las patas de los animales y gracias a ello se diseminan sin problemas.

En las raíces secundarias es donde se encuentran la mayor cantidad de principios medicinales activos, pero se hayan al menos a 60 cm. de profundidad y en ocasiones pueden llegar al metro.

Recolección:

Se recolectan las yemas y las raíces superficiales.

Partes utilizadas:

Yemas y raíces

Composición:

Procúmbico, harpagoquinona, harpagósido, harpágido, flavonoides, esteroles, estaquiosa y ácidos triterpénicos.

Usos medicinales:

Antiinflamatorio. Es el remedio natural más empleado en las afecciones reumáticas, superando en la mayoría de los casos a los compuestos químicos. Su ausencia de efectos secundarios y el hecho de que la curación llegue por la regeneración y no por el efecto analgésico, le hacen ser un antirreumático de primer orden. Tiene efectos analgésicos moderados y es eficaz en artrosis, artritis reumatoide y gota. No solamente se tolera bien a nivel gástrico sino que ejerce un efecto favorable en las afecciones gastrointestinales.

Otros usos:

Mejora las neuralgias, la prostatitis, el adenoma de próstata y el exceso de colesterol. También en litiasis renal.

Toxicidad:

Aunque no tiene toxicidad no administrar en el embarazo.

JENGIBRE
Zingiber officinale

Botánica:
Se trata de una planta que crece abundante en el Caribe, África occidental y Extremo oriente.

Recolección:
Debe cultivarse solamente en países tropicales

Partes utilizadas:
Se emplea la raíz

Composición:

El aroma es debido a una esencia que contiene los terpenos siguientes: cineol, felandreno, citral y borneol. El gusto acre y ardiente proviene de los fenoles siguientes; gingerol, shogaol y zingerona.

Usos medicinales:

Alivia las náuseas y los mareos producidos por los viajes, también los vómitos matutinos de embarazada, y aquellos que son ocasionados por intolerancias medicamentosas. Es antiespasmódico, mejora la digestión de las grasas, y se emplean en las enfermedades producidas por frío, pues genera calor interno. Se le atribuyen propiedades para estimular las defensas, como antiinflamatorio y para reducir el colesterol y la hipertensión.

Otros usos:

Previene la formación de coágulos en la patología arterial. Para aliviar dolores de garganta, chupar un trozo de jengibre.

Externamente se emplea su aceite para sabañones, enfriamientos renales y enfermedades reumáticas.

Toxicidad:

Estimula la menstruación, por lo que no debe ser empleado durante el embarazo. Puede ocasionar, igualmente, acidez estomacal.

PINO MARÍTIMO

Pinus pinaster Soland

Composición:

Se emplean las yemas, ricas en trementina (pinenos, canfeno, sesquiterpenos), productos oxigenados y flavonoides.

Usos medicinales:

Antihistamínica, antihemorrágica, controla la permeabilidad y aumenta la resistencia capilar, es astringente, expectorante, antiséptica de vías respiratorias y urinarias y, en uso tópico, es rubefaciente. Se emplea con éxito en afecciones respiratorias: alergias, rinitis, sinusitis, faringitis, gripe, resfriados, laringitis, traqueitis, bronquitis, asma; infecciones urinarias: cistitis, uretritis, prostatitis, afecciones reumáticas. Varices, hemorroides, fragilidad capilar.

En uso tópico: Inflamaciones osteoarticulares, heridas, parodontopatías, vulvovaginitis.

Contraindicado en esencia en la insuficiencia renal, epilepsia, Parkinson u otras enfermedades neurológicas.

SAUCE

Salix alba

Botánica:

Pertenece a la familia de las Salicáceas. Es un árbol característico en valles fluviales y se encuentran bosques enteros de estos árboles. Especialmente útil para evitar inundaciones, sus ramas echan raíces cuando caen al suelo. De hoja caduca, alcanza los 30 metros y su tronco puede llegar a tener un metro de grosor.

Recolección:

Las flores se abren en abril y se rompen para liberar unas pequeñas semillas blancas.

Partes utilizadas:

Se emplean la corteza, las hojas y las flores masculinas.

Composición:

Resina, salicina, tanino, estrógenos, y colorantes.

Usos medicinales:

Baja la fiebre, provoca sudor y es analgésico. Aunque el uso de la aspirina le ha desplazado, vuelve a ser de interés al gozar de más y mejores aplicaciones sin efectos secundarios. Por ello se emplea con éxito para combatir la fiebre en las enfermedades infecciosas e incluso en la malaria. Para mejorar las enfermedades reumáticas, como antiinflamatorio y en las dismenorreas. También y aunque menos utilizado, se emplea contra el histerismo, la angustia y el insomnio, así como para corregir la acidez gástrica y las diarreas. Hay quien le atribuye buenos efectos contra la ninfomanía femenina. Externamente la corteza o las flores se pueden emplear para lavar heridas, llagas y realizar irrigaciones vaginales. Tiene sinergia con el saúco y el eucalipto para bajar la fiebre y con el harpagofito para mejorar las enfermedades reumáticas. La corteza del sauce debe tener al menos dos años y hay que pulverizarla en el momento de su uso, ya que no se puede conservar.

Otros usos:

Se emplea para calmar ardores sexuales en mujeres y hombres, quizá por su efecto somnífero.

Toxicidad:

No se conoce.

RAÍZ DE GRAVA (Sello de Salomón)

Es un buen remedio para la inflamación y el dolor en las articulaciones, los tendones y los ligamentos. La raíz de grava o Raíz Meadow es también eficaz para el dolor articular y se utiliza comúnmente en las fórmulas a base de hierbas antiinflamatorias.

REGALIZ

Glycyrrhiza glabra

Botánica:

Denominado también como *Paloluz*, se trata de una planta vivaz de las Leguminosas Papilionoideas que se puede encontrar en terrenos arcillosos o arenosos. Suele alcanzar el metro y medio de altura y sus hojas segregan un líquido viscoso que se pega al tacto.

Recolección:

Florece en junio y julio.
Partes utilizadas:

Se emplean las raíces.

Composición:

Acido glicirricínico, asparagina, saponinas, flavonoides, azúcares y estrógenos.

Usos medicinales:

Funciona bien para la inflamación, el estrés y es un gran antioxidante.

Pectoral, balsámico, suavizante de la mucosa gástrica, antiácido y anorexígeno. Es eficaz para tratar las afecciones broncopulmonares, gripe, catarros y tos, por su efecto suavizante de las mucosas.

Posee un marcado efecto antiácido y antiulceroso, así como antiespasmódico. Se emplea también como regulador del apetito excesivo, como diurético y para estimular la producción de hormonas suprarrenales.

Se le considera un depurativo moderado en las enfermedades de la piel, en la colitis y se usa frecuentemente para quitar el mal aliento y desinfectar la boca. Es ligeramente laxante e hipertensor.

Las infusiones no son la manera más adecuada de utilizarlo ya que el calor anula parte de sus efectos y es mejor masticar las raíces secas.

Otros usos:

Puede emplearse como un estrógeno natural. Mejora el herpes, las hepatitis y las cirrosis.

Toxicidad:

No tiene toxicidad en tratamientos cortos.

No administrar en el embarazo, diabéticos, cardiópatas, ni en los hipertensos.

OTRAS AYUDAS

Masaje

Visión de conjunto

Junto con el tratamiento herbal, la terapia basada en el contacto físico es sin duda una de las formas más antiguas de la medicina. De manera instintiva acariciamos y frotamos las áreas de nuestro cuerpo que duelen y así la terapia de masaje convierte este instinto en un tratamiento profesional. No hay duda de que el masaje alivia el dolor e induce la relajación al menos temporalmente.

Formas de Masaje

En la mayoría de los casos, los masajistas combinan varias técnicas, aunque también existen puristas que se apegan a un método. La técnica más común es el masaje sueco, el cual combina grandes caricias y movimientos suaves de amasado que afectan principalmente a los tejidos musculares de superficie.

El masaje de tejido profundo utiliza mayor presión para llegar a niveles más profundos de los músculos. Esto puede ser considerado como que "duele al principio pero se siente grandioso después".

El Shiatsu o masaje de acupresión también usa presión profunda, pero de acuerdo a los principios de la acupuntura.

El masaje neuromuscular (como el Método St. John de la Terapia Neuromuscular) aplica fuerte presión en puntos sensibles, técnicamente conocido como activador de puntos.

Proloterapia

Inventada en 1950 por George Hackett, la proloterapia está basada en la teoría de que el dolor crónico con frecuencia es causado por la relajación de los ligamentos que son responsables de mantener una articulación estable. Cuando los ligamentos y los tendones asociados están flojos, el cuerpo se compensa usando los músculos para estabilizar la articulación. El resultado neto, de acuerdo a la teoría de la proloterapia, son los espasmos musculares y el dolor.

El tratamiento de proloterapia involucra inyecciones de soluciones químicas irritantes en el área alrededor de tales ligamentos. Estas soluciones se cree que causa que el tejido prolifere (crezca), incrementando la fuerza y el grosor de los ligamentos. A su vez, esto presumiblemente sirve para reforzar la articulación y aliviar la carga en los músculos asociados, deteniendo los espasmos musculares. En el caso de las articulaciones artríticas, la fuerza incrementada del ligamento podría permitir que la articulación funcionase más eficazmente, reduciendo así el dolor.

Acupuntura

La acupuntura es uno de los remedios mejor estudiados para el dolor, incluyendo el dolor de la tendinitis. Por ejemplo, una revisión por parte de un grupo de investigadores evaluó la efectividad de la acupuntura para el codo de tenista. Los seis estudios que cumplieron los criterios de inclusión sugirieron que la acupuntura es eficaz para el alivio a corto plazo del dolor.

Según la medicina tradicional china, se cree que el dolor es el resultado de la energía bloqueada a lo largo de las vías de energía invisibles del cuerpo, llamados meridianos, que son desbloqueados cuando las agujas de acupuntura se insertan en la piel a lo largo de esas vías.

Ha sido estudiada de forma activa por los científicos desde finales del siglo XX, y se han propuesto varias teorías, entre ellas la de que libera los opiáceos que alivian el dolor de forma natural, enviando indicadores que calman el sistema nervioso simpático, y desencadenando la liberación de sustancias químicas del cerebro (neurotransmisores) y hormonas.

Los efectos secundarios pueden incluir dolor, moretones, o sangrado en el lugar de la aguja y también puede causar cansancio temporal. Aunque es raro, la aguja podría romperse o lesionar a un órgano o estructura interna.

La acupuntura puede ser aplicada en la región inmediata de la tendinitis para ayudar a aliviar la disfunción muscular.

También puede tener importantes beneficios mediante la creación de un ambiente óptimo para la cicatrización de las fibras del tendón

Masaje de fricción transversal

El masaje de fricción transversal es una técnica que se utiliza a veces para la tendinitis. Se cree que ayuda a reducir el dolor, mejorar el flujo sanguíneo a la zona de los alrededores, y prevenir la formación de tejido cicatrizal y adhesiones en el tejido conectivo.

Los movimientos del masaje de fricción transversal son profundos y se aplican directamente a la zona afectada, perpendicular a la dirección del tendón.

Una revisión de 2002 por el grupo de investigación examinó los estudios sobre masaje de fricción transversal para el dolor de la tendinitis.

Dos estudios no encontraron beneficios del masaje transverso fricción sobre otros métodos, como el hielo o la ecografía, sin embargo los investigadores declararon que los estudios estuvieron limitados debido a que eran de tamaño pequeño y que se necesitan estudios más grandes antes de poderse establecer conclusiones sobre la efectividad.

Las personas con cáncer, fracturas recientes o cicatrizadas, osteoporosis, artritis reumatoide, trombosis venosa profunda, cáncer, ataque cardíaco reciente, quemaduras o heridas abiertas, o que están embarazadas, deben hablar con el médico primero.

Además, el masaje de fricción no se debe hacer sobre la piel que está infectada, rota, picado o con úlceras. No debe ser utilizada para la tendinitis reumatoide, bursitis, trastornos nerviosos, hematomas o zonas donde la presión profunda podría ser perjudicial.

Los efectos secundarios de los masajes pueden incluir dolor temporal, dolor y fatiga. En muy raras ocasiones, el masaje puede causar hemorragias internas, parálisis temporal, y daño a los nervios, generalmente como resultado del masaje por una persona inadecuadamente calificada.

Serrapeptasa

Serrapeptasa es una enzima proteolítica natural, probada para reducir el dolor y la inflamación sin efectos secundarios; se ha utilizado clínicamente durante más de 30 años en toda Europa y Asia, con ninguno de los peligrosos efectos secundarios de los AINE, el ibuprofeno, etc.

Se emplea en cualquier condición que sea causada por inflamación y / o tejido muerto, incluyendo la artritis, dolores de cabeza, fibromialgia, varices, etc. La literatura científica y los estudios clínicos han demostrado que Serrapeptasa es más potente que otras enzimas proteolíticas para reducir la inflamación.

Es también un complemento eficaz para mejorar la salud cardiovascular. A medida que envejecemos la circulación tiende a obstruirse; así que si desea mejorar su circulación, tiene obstrucción grave o presión arterial alta, esto sería un adecuado remedio.

Se puede utilizar junto con la medicación, durante el embarazo y es seguro para los niños y las mascotas.

Otros

Omega 3, colágeno, aceite de onagra, cola de caballo, cayena e incluso el fenogreco.

Bolsas de hielo

Las bolsas de hielo son un remedio tradicional que funciona bien para todo tipo de moretones, hinchazón, inflamación y dolor.

Evitar:

Hay que evitar el trigo, soda, alcohol, la comida rápida, alimentos procesados, antibióticos innecesarios, saborizantes, conservantes, aditivos alimentarios y especialmente nitratos que son conocidos por causar la inflamación, y la sal, porque la sal es una de las principales causas de la inflamación.

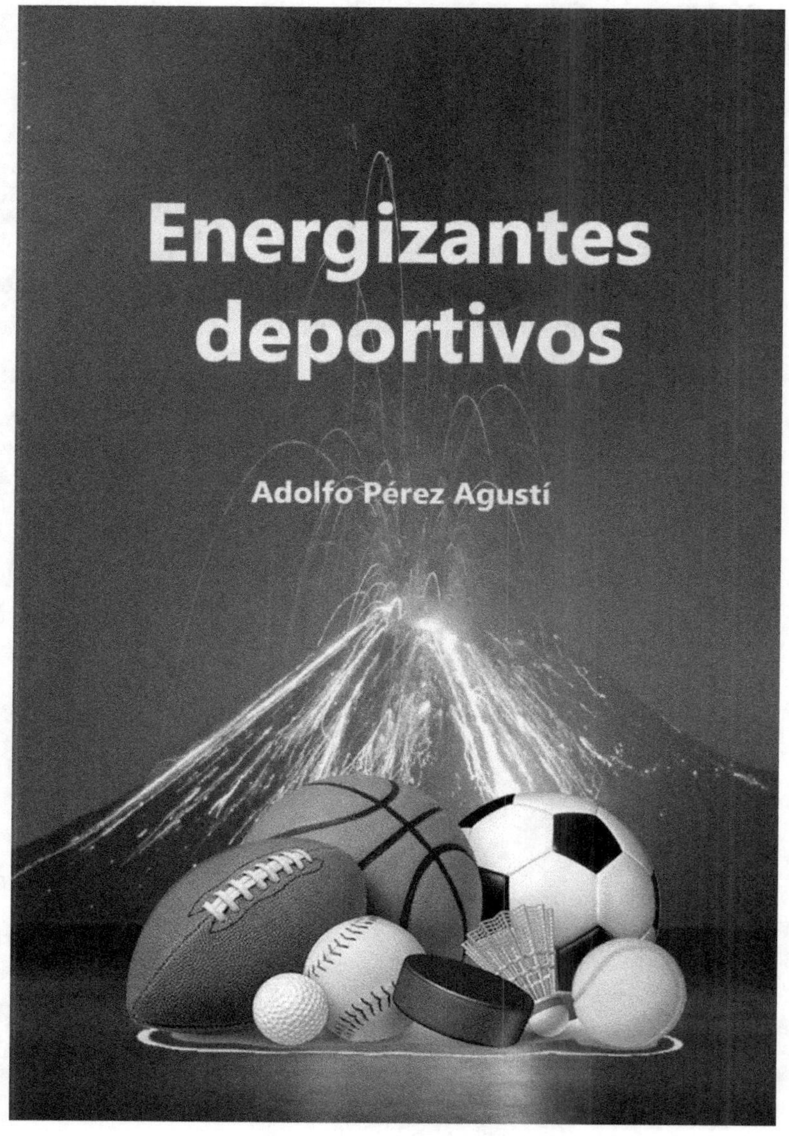

Energizantes
deportivos
Adolfo Pérez Agustí

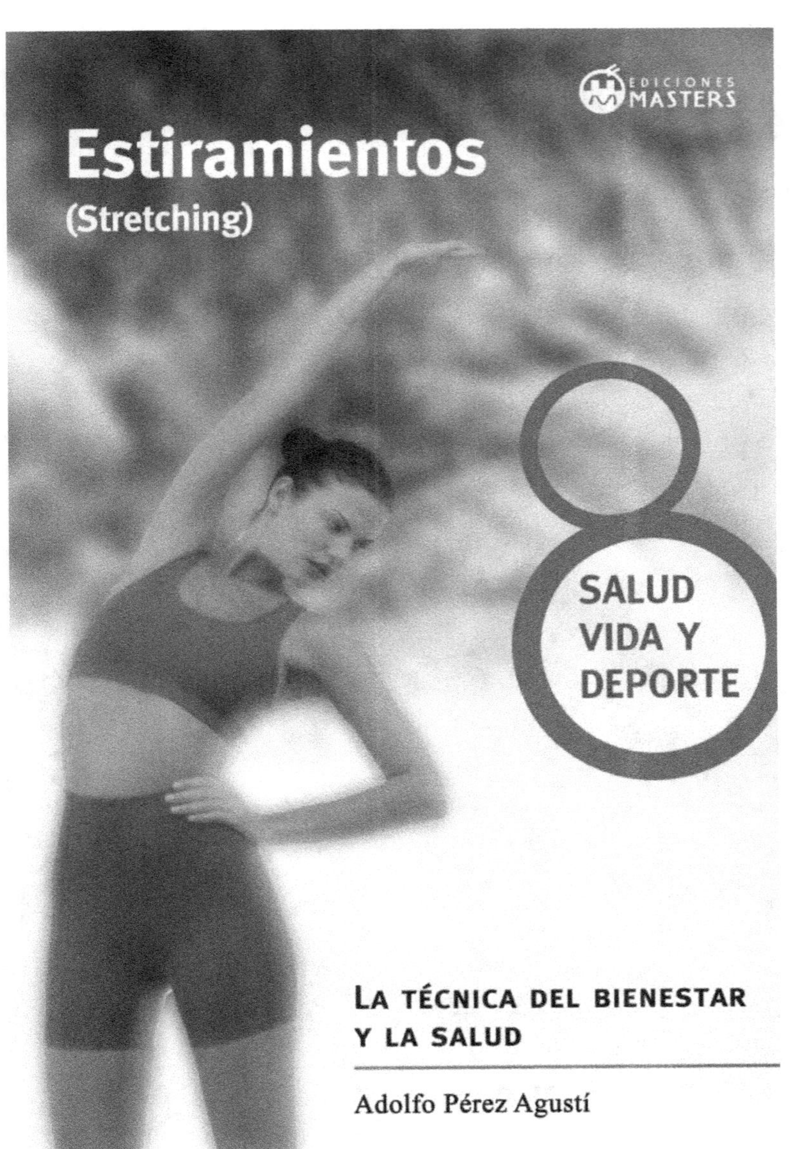

EDICIONES
MASTERS
Estiramientos
(Stretching)
8
SALUD
VIDA Y
DEPORTE
LA TÉCNICA DEL BIENESTAR
Y LA SALUD
Adolfo Pérez Agustí

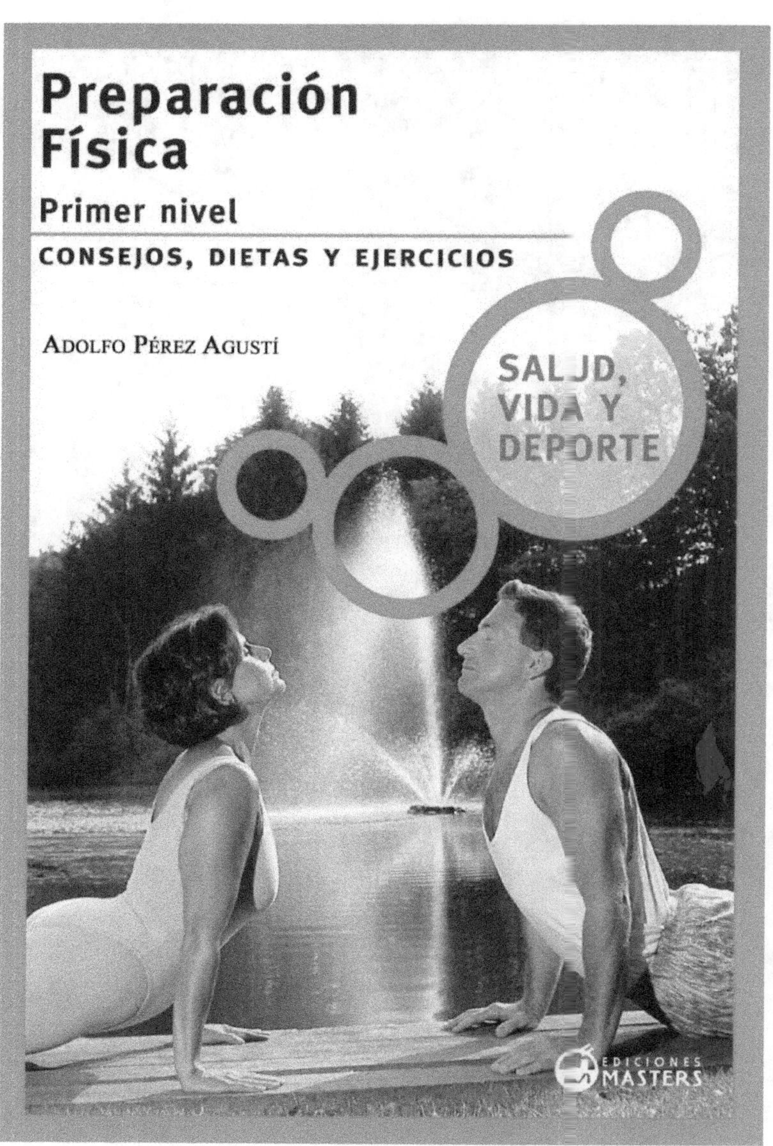

Preparación
Física
Primer nivel
CONSEJOS, DIETAS Y EJERCICIOS
ADOLFO PÉREZ AGUSTÍ
SALUD,
VIDA Y
DEPORTE
EDICIONES
MASTERS

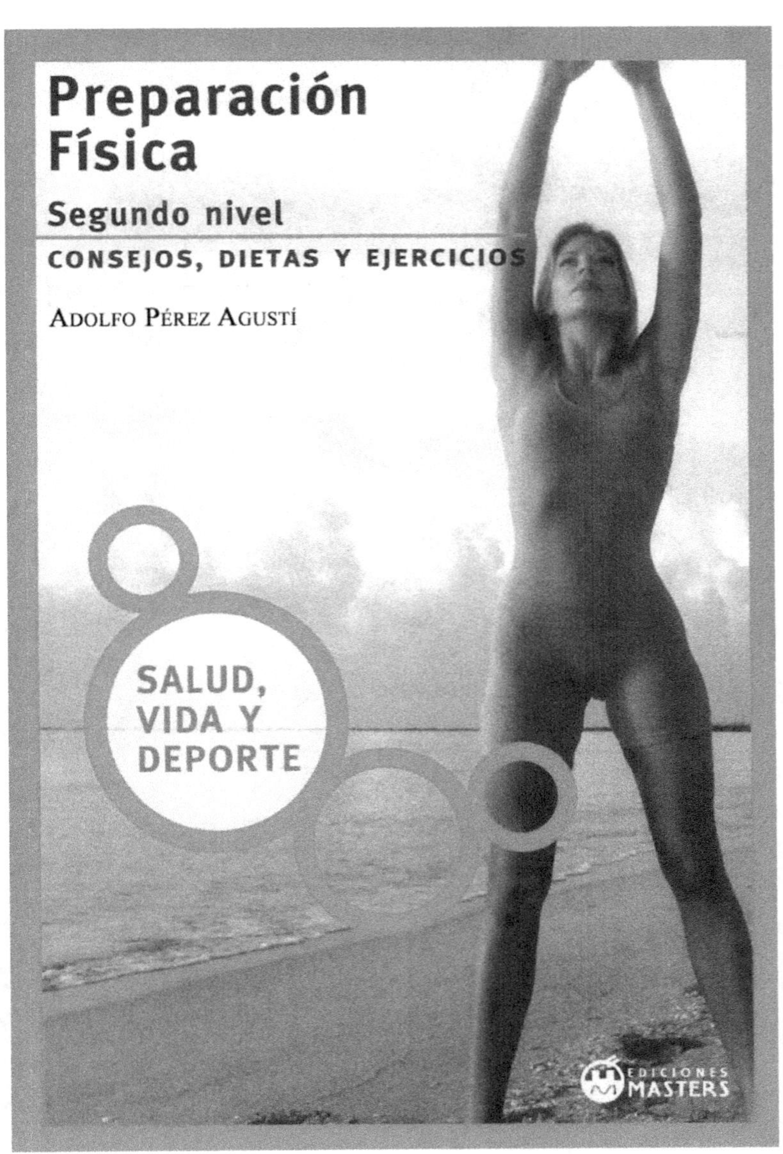

Preparación
Física
Segundo nivel
CONSEJOS, DIETAS Y EJERCICIOS
ADOLFO PÉREZ AGUSTÍ
SALUD,
VIDA Y
DEPORTE
EDICIONES
MASTERS

www.ingramcontent.com/pod-product-compliance
Lightning Source LLC
Chambersburg PA
CBHW070812170726

48000CB00017B/721